약 없는 세상
건강 나눔에
행복하게 사는
함께 만들어 갑시다
나응수

전 국민 필독서가 되어야 할 이유가 있는 책!

운동 할래?
병원 갈래?

운동 마니아 의사가 전하는 질환별 운동 꿀팁!!!

전 국민 필독서가
되어야 할
이유가 있는 책!

운동할래?
병원갈래?

Dr. Scott

운동 마니아 의사가 전하는 질환별 운동 꿀팁!!!

도서출판 두손컵

| 머리말 |

    필자는 현직의사로서 각종 운동을 취미로 해왔다.
    그중 첫 마라톤 풀코스 완주, 첫 100km 울트라 마라톤 완주, 첫 철인 3종 올림픽코스 대회 완주, 철인 3종 사이판 국제대회 참가, 보디빌더 대회 첫 출전 등이 특별히 기억에 남는다.

    지금도 매일 아침이면 운동으로 하루를 시작하는 것이 습관이 되어 버린 자타공인 운동 마니아다. 30년 넘는 세월을 의사로서 수많은 환자 진료를 해오면서 치료되지 않는 질환에 대한 근본적인 해결책과 운동으로 교정 가능한 질환들에 대한 해답을 찾아 주고 싶은 마음을 항상 갖고 있었다.

    전 국민들에게 건강을 증진시키기 위해서는 운동 습관을 반드시 가져야 한다는 메시지를 전달하는 것이 이번 집필의 목적이기에 가급적 다른 것은 염두에 두지 않았다. 때문에 운동을 전문적으로 전공하고 직업이 운동인 엘리트 운동선수들에는 다소 단순하고 부족한 내용이 있을 수도 있지만 일반인들이 쉽게 읽을 수 있도록 만든 책인 만큼 이해하기를 바란다.

    독자들이 이 책을 읽는 내내 지루한 감이 들지 않도록 의학이던, 체육학이던 너무 전문적인 부분은 소개하지 않을 것이며, 가급적 실제 사례들을 인용하여 이해를 돕도록 하겠다. 또한, 학문적으로 논쟁이 될 만한 내용은 가급적 피하였다. 모든 독자가 편하게 운동을 접하고 습관을 들이는 데 도움을 주고 싶을 따름이다.

본문에서 상세히 각 질환별 운동방식과 운동처방에 대하여 다루겠지만, 독자들도 알다시피 가장 흔한 질환 중 하나인 고혈압과 당뇨병을 예를 들어 왜 운동이 필요한지 설명해 보겠다.

고혈압과 당뇨병은 선천적인 원인을 제외하면, 대체적으로 40대 초부터 진단받아 약을 복용하기 시작하면 죽음을 맞이할 때까지 치료받아야 하는 병으로 알려져 있다. 그리고 거의 대부분 환자들도 흔히들 그렇게 알고 있다. 또한 의사들조차 약물을 복용하다가 복용하지 않으면 리바운드 현상으로 그 순간 더 위험해지기 때문에 반드시 잊지 말고 꾸준한 약물 복용을 권고하고 있다.

가끔씩 일선에서 환자를 진료하다 보면 약 먹는 것을 잊어버리는 경우도 흔하지만, 먹었는데도 한 번 더 중복 복용하여 위험에 빠지는 경우도 허다하다. 실제 고혈압 약을 두 번 복용하면 저혈압에 빠질 수도 있고, 저혈압에 빠지면 현기증으로 낙상의 우려가 높아 골절을 당하여 낭패를 당할 수도 있다. 당뇨약도 마찬가지로 중복 복용하면 저혈당이 되고, 심한 경우에는 저혈당 혼수 상태로 구급차에 실려 가 응급실에서 혼비백산 하는 가족들을 심심치 않게 보았던 기억이 있다.

이렇게 긴 세월을 복용해야 하는 고혈압과 당뇨약은 병을 근본적으로 치료할 수 있는 약도 아닐뿐더러 약 복용 잘해서 완치되었다는 사례를 본적이 없다. 단지, 증상을 컨트롤 하는 약이기 때문에 복용하다가 복용하지 않으면 리바운드 현상이 나타나게 된다. 리바운드 현상이란 용수철을

힘으로 누르고 있다가 힘을 풀어버리면 더 튀어 오르듯이 혈압과 혈당이 급격하게 상승되는 것을 말한다. 이런 리바운드 현상 때문에 한 번 복용 시작한 약은 끊지 말고 지속적으로 복용하라고 모든 의사들이 권고한다.

이렇듯이 단지 증상을 컨트롤하는 약일지라도 매일 복용하는 것도 여간 성가신 일도 아니지만, 약 복용한 사실을 잊어버려 당황스러운 경우가 가끔씩 발생하기도 한다. 이로 인해 가족들이 가슴을 쓸어내려야 하는 현실이 안타까울 따름이다.

하지만 약을 먹지 않는다고 당장 잘못되는 것은 아니지만, 고혈압과 당뇨약을 복용하지 않는다면, 가까운 미래에 심각하고 돌이킬 수 없는 합병증이 생길 수 있음을 알아야 한다.

필자는 운동 마니아 의사로서 다양한 임상경험과 운동 경험을 토대로 가급적 약을 적게 사용할 수 있는 방법에 대한 정보를 독자들과 공유하고 싶다. 꼭 필요한 약이 아니라면 약은 줄여나가는 것이 바람직하다고 생각한다.

궁극적으로는 약을 끊을 수 있으면 얼마나 좋을까? 라는 바람을 담아 약 없는 세상, 건강백세, 행복 코리아를 만들어나가는 여러 가지 방법 중에서도 특히 운동의 중요성을 강조하고자 한다.

30년 이상의 진료 경험과 운동 마니아로서의 실제적인 경험을 바탕으로 이야기 형태로 풀어나가고, 가능한 한 쉽고 지루하지 않게 이 책을 쓰기 위해 노력하였다. 그러나, 독자들의 기대에 다소 못 미치더라도 일상

생활 속에서 좋은 운동 습관과 식습관을 만들어 가는 데 조금이라도 도움이 되기를 희망한다.

필자는 유소년 시절부터 지금까지 웬만한 운동은 다 해본 것 같다. 특히 중년이 되면서 마라톤, 철인 3종, 보디빌더 대회까지 섭렵한 자타 공인 운동 마니아 의사라고 생각한다. 또한 운동 관련 이론적 부족함을 채우기 위하여 바쁜 일상을 쪼개어 체육학 관련 대학원 박사과정도 수료하였다.

의학과 스포츠는 공통적으로 인체를 기반으로 하고 있기 때문에 의학적 지식을 바탕으로 운동을 잘 이해하고 실천만 하면 질병을 예방하고 치료하는 데 많은 도움이 될 것이라 확신한다. 때문에 본업인 의학과 취미였던 스포츠의 융합 필요성을 일관되게 주장하다 보니 메포츠(Meports)라는 신조어까지도 만들어 내게 되었다.

특히, 질환별 맞춤형 운동처방 지침서가 될 만한 책을 만들어 내는 일에 일조하고 마중물이 되겠다는 조그만 소망이 있었기에, 고단하고 힘든 집필 과정이었으나 인내할 수 있었다는 점을 이 책을 통해 소회를 피력하고자 한다.

나 용 승 (필명: Dr. Scott)

| 추천사 |

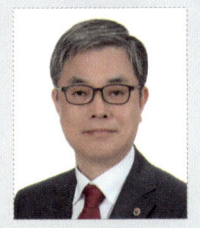

    인간으로 태어나 생을 마감하기까지 가지는 중요한 욕망들 중 하나가 건강한 삶에 대한 욕망이라고 생각된다.
    특히나 나이가 들어가면서 주변에서 많이 회자되고, 많은 관심을 받고, 가장 중요하게 생각하는 단어 또한 건강일 것이다.

    물질문명의 발달과 더불어 의료기술의 발달, 의약품의 개발도 시대의 변화에 맞게 많은 발전을 해오고 건강에 대한 관심도가 높아지면서 건강 관련 정보 또한 넘쳐나고 있지만, 가장 중요한 부분은 건강을 위한 본인의 부단한 노력과 굳은 의지가 무엇보다도 중요한 요소일 것이다.

    나용승 원장은 30여 년간 수많은 환자들을 진료해오면서도 틈틈이 마라톤, 철인 3종 경기, 보디빌더 등을 실제로 경험해 온 운동 마니아이기도 하다.
    평소 운동을 통한 건강 증진을 강조해 온 의료인으로서 그동안 진료 현장에서의 임상경험과 운동을 통한 실제적인 경험을 바탕으로, 나름대로 최상의 건강 증진을 위한 방법들을 일반인들이 쉽고 편하게 읽고, 건강한 삶을 영위할 수 있는 방향을 생동감 있게 제시하는 현대인들의 건강지침이랄 수 있는 책을 발간하였다.
    지역주민들의 건강을 책임지고 있는 한 사람의 동료 의사로서 쉽지 않은 큰일을 해내신 용기와 강한 열정에 큰 박수를 보낸다.

    모든 독자들이 이 책을 통하여 건강함 속에서 행복한 삶을 살아가는 데 일조가 될 것이라 확신한다.

부산광역시 의사회 회장 김 태 진

| 추천사 |

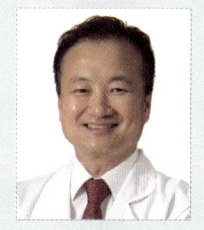

　최근 전 세계가 3년째 코로나 팬데믹 감염으로 인해 고통받고 있으며, 안타깝게도 수많은 소중한 생명이 전염병을 이기지 못하고 유명을 달리하였다는 뉴스를 거의 매일 각종 언론을 통해 너무나 많이 보아왔습니다. 수많은 의과학자들은 향후에도 지금과 같은 팬데믹 감염병이 지속적으로 발생될 것이라 예측하고 있기 때문에 개인의 면역력에 대한 관심이 무엇보다도 높아졌다 할 것입니다.

　코로나바이러스에 감염되더라도 개인의 면역력 차이에 의하여 그 결과는 극명하게 달랐다는 것을 이미 전 세계인은 알게 되었습니다.
　향후에도 전 세계인들은 발병할 수밖에 없는 팬데믹 전염병과 같이 살아가야 할 운명이기에 각자 면역력 향상을 위한 노력을 해야 할 것입니다. 그동안 필자는 좋은 운동 습관과 식습관 속에서 면역력 증진 방안을 찾고자 노력하고 직접 실천하고 있는 것을 잘 알고 있습니다.

　이번에 출판되는 필자의 책을 보고 지금의 상황과 너무나 시의적절한 책이라 생각하였기에 독자들에게 흔쾌히 추천하게 되었습니다.

　예로부터 치료를 잘하는 의사는 名醫라 하였고, 병을 만들지 않는 의사는 神醫라는 말이 있습니다.

　저는 필자가 오랜 세월, 운동과 식습관을 통한 질병의 예방에 관심을 갖고 있다는 것을 알고 있었고 금번 출간을 앞두고 있는 책의 주제와 부제목에서도 알 수 있듯이 독자들에게 좋은 운동 습관을 갖도록 하기 위하여 오랜 세월 노력하고 검증하고 실증된 질환별 운동 방법에 대한 노하우를 담아내기 위해 혼신의 노력을 기울인 것이라 생각됩니다.

아무쪼록 많은 분들이 널리 읽고 실천하여 건강 증진에 도움이 된다면 필자의 이 같은 노력이 결실을 맺을 것으로 생각되며 모든 분들의 건강 증진을 기원하는 마음으로 추천사를 대신할까 합니다.

부산광역시 병원협회장 / 부산고려병원 이사장
의학박사 / 정형외과 전문의 **김 철**

| 추천사 |

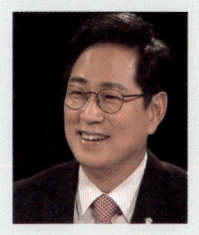

정치인이 된 후, 평일은 서울에서 주말은 지역구인 부산에서 바쁘게 일정을 소화하고 있습니다. 특히 국민의 삶의 현장 구석구석을 다닐 때면 정치인에게 가장 중요한 덕목은 체력이라는 것을 깨닫고 있습니다.

건강을 증진하기 위해 매일 최소 한 시간씩 운동을 하려고 노력하고 있습니다만 내 몸에 맞는 효과적인 운동법이 과연 어떤 것인지, 어떻게 해야 하는지 어렵게 느껴질 때가 많습니다.

저자이신 나용승 원장님은 현직 의사로서, 오랜 시간 동안 각 신체의 특징에 맞는 재활 운동법을 연구하고 직접 실천해오신 분입니다.

이 책은 나용승 원장님의 '운동 비법서'로, 바쁜 현대인의 일상생활 속에서 쉽고 간단히 실천할 수 있는 운동법에 대해 자세히 소개하고 있습니다. 책에서 소개하는 내용을 하나씩 따라 하다 보면 어느새 운동에 친숙해져 있는 자신을 발견할 수 있을 것입니다.

실건실제(失健失諸)라는 말이 있습니다. 건강을 잃으면 전부를 잃는다는 말입니다. 이 책을 통해 운동이 우리 삶에 스며들어, 대한민국이 세계에서 가장 건강하고 풍요로운 나라가 되기를 바랍니다.

부산 남구갑 국회의원 **박 수 영**

| 차 례 |

- 4 머리말
- 8 추천사 - 김태진(부산광역시 의사회 회장)
- 9 추천사 - 김 철(부산광역시 병원협회장/부산고려병원 이사장/의학박사/정형외과 전문의)
- 11 추천사 - 박수영(부산 남구갑 국회의원)

1. 총론

- 19 메포츠(Meports) / 메디칼 스포츠(Medical sports)란?
  - 스포츠 의학(sports medicine)
  - 의학 스포츠(Medical sports)
  - Exercise is Medicine
- 23 전 세계는 세균과 바이러스와의 전쟁 중
- 26 운동과 면역력
- 27 운동과 활성산소 이론
- 29 항산화제(Antioxidant) 복용은 필요한가?
- 31 대표적인 항산화제 비타민C에 대하여
- 32 운동과 심박출량
- 33 살과의 전쟁, 내장지방과의 전쟁
- 35 비만도 측정(BMI지수)
- 36 체지방률
- 37 표준체중 계산법
- 38 기초대사량 계산법
- 38 총 필요 열량 계산법
- 39 운동은 전문가에게 꼭 배워서 시작하자

41 노인의 나라 대한민국
42 건강한 사람이 애국자다
44 저출산과 증가하는 노인의료비 과연 어떤 대책이 있나?
46 백세 건강 행복 코리아
47 전 국민을 운동습관자로 만들자
49 운동 습관과 식습관
50 평생 아껴둔 돈 언제 가장 많이 지출될까?
53 가족력은 바꿀 수 있다
54 약 복용 반드시 줄일 수 있다
56 대표적인 만성질환은 어떠한 것들이 있나?
58 가장 흔한 고혈압과 당뇨병
60 오래된 고혈압과 당뇨병의 합병증은 어떤가?
62 흔한 근골격계 질환은?
65 치매 예방도 운동이다
67 신체 운동은 뇌 운동이다
69 운동 처방이 무엇인가?
71 제대로 된 맞춤형 운동을 하자
72 운동의 종류
74 등장성 운동, 등척성 운동, 등속성 운동이란?
77 운동의 4요소(FITT)
79 비만 환자에게 체지방 감소를 위한 운동법
82 요요현상
87 넘쳐나는 다이어트약
89 지방을 줄이는 호흡교환율
90 흔들리는 것은 지방이다

- 93 체중 증가와 근골격계 손상
- 94 현대인의 문제 많은 식단
- 96 식욕 조절 호르몬, 렙틴(Leptin)과 그렐린(Ghrelin)
  - 포만감을 느끼게 하는 렙틴(Leptin)
  - 배고픔을 느끼게 하는 그렐린(Ghrelin)
- 99 우리나라 운동인구
- 99 무리한 운동은 금물
- 101 운동을 하게 되면 다른 세상이 보인다
- 102 반드시 운동 전후 스트레칭하라
- 102 운동 습관 만들기
- 104 근력운동은 무반동 운동이다
- 107 근력운동은 분할 운동이다
- 107 운동할 때 호흡은 어떻게 하는 것이 더 효율적인가?
- 109 운동처방은 심장 베이스로 해야 한다
- 114 운동 강도 증가시키는 프로토콜
- 116 최고의 명의나 명약보다 더 좋은 운동
- 117 근육감소증(Sarcopenia)
- 120 근육 호르몬 마이오카인(Myokine)
- 121 근육은 양보다 밸런스
- 123 근육의 힘 – 근파워, 근지구력
- 124 자율신경(Autonomic Nerve)이 튼튼해야 건강하다
- 128 무조건 운동만 하면 건강해지나요?

2. 질환별 운동처방

133 고혈압(Hypertension)과 운동처방
139 당뇨(Diabetes)와 운동처방
142 고지혈증(Hypercholesterolemia)과 운동처방
145 심혈관 질환과 운동처방
147 치매(Dementia)는 너무 힘들어!
149 뇌졸중(Stroke, CVA)과 운동처방
153 파킨슨 질환(Parkinson's disease)에는 어떤 운동이 좋을까?
156 운동은 우울증(Depression) 예방의 특효
157 운동하는 청소년은 사춘기도 없다
160 여러분의 골반 건강(Pelvic health)은 어떤가요?
163 고관절(Hip joint) 질환과 운동처방
165 낙상(Fall down, Slip down) 예방과 운동처방
166 거북목(Turtle neck)과 운동처방
169 일자목(Military neck)과 운동처방
172 척추 전만증(Lordosis)과 운동처방
175 척추 후만증(Kyphosis)과 운동처방
176 척추 측만증(Scoliosis)과 운동처방
181 골다공증(Osteoporosis)과 낙상(Fall down)
183 척추 압박골절(Compression frature)과 운동처방
186 추간판 탈출증(디스크) (hnp, herniated nucleus pulposus)
192 퇴행성 척추관 협착증(Spinal canal stenosis)
194 척추 전방 전위증(Spondylolithesis)
198 어깨를 펴자 – 라운드 숄더(둥글게 말린 어깨)

202 회전근개 파열(Rupture of rotator cuff) 및 회전근개염(Inflamation of rotator cuff)
205 어깨 삼각근(Deltoid)
207 슬랩(SLAP) 어깨(Superior Labrum Anterior to Posterior)
209 방카트 병(Bankart Disease)
212 어깨관절 충돌증후군(Impingement syndrome of shoulder joint)
216 오십견(동결근, 유착성관절낭염)(Frozen shoulder/Adhesive capsulitis)
220 리틀 리그 숄더(Little league shoulder)
221 팔꿈치가 아파요
　　　- 주관절(팔꿈치) 내측상과염(Medial epicondylitis of elbow)
　　　- 주관절(팔꿈치) 외측상과염(Lateral epicondylitis of elbow)
227 리틀 리그 엘보(Little League Elbow/유소년 팔꿈치 내측 골단골염)
229 퇴행성 슬(무릎)관절증(Degenerative Knee Osteoarthritis)의 운동
233 오스굿씨(Osgood-Schlatt Disease) 병과 운동
235 피로골절(Fatigue Fracture/March Fracture)
237 보행 분석(Gait analysis)
243 발(Foot)과 발목(Ankle) 관절 질환과 운동
244 발, 발목 정렬(Foot alignment)과 족궁(Foot arch)
247 족저근막염(Planta fascitis)
250 혈우병(Hemophilia) 환자의 운동 관리
253 반드시 운동의 기초를 배워서 하자

3. 맺음말

1
총론

총론

@ 메포츠(Meports) / 메디칼 스포츠(Medical sports)란?

필자가 의사로서의 진료 경험과 운동 마니아로서의 운동 경험을 융합하여 메디칼 스포츠를 축약한 단어인 신조어 "메포츠"를 만들었다. 메포츠라는 신조어를 만든 탓에 지인 중에는 필자를 메포츠의 창시자라는 닉네임을 붙여준 사람도 있다. 필자로서는 이런 닉네임이 싫지 않고 흥미롭고 재미나다고 생각한다.

또한, 필자는 대한메포츠협회를 조직하여 협회장을 맡고 있으며, 향후 대한민국이 해결해야 할 국민건강 향상을 위한 정책 개발에 조그만 힘이라도 되고 싶은 바람을 갖고 있다.

이런 사정으로 인해 의학스포츠(medical sports)와 스포츠의학(sports medicine)의 개념부터 정리하고자 한다.

이러한 필자의 주장에 의학과 운동 분야의 전문가들은 동의할지 모르겠지만, 적어도 필자는 개념을 분리해서 사용해야 하고 그렇게 하는 것이 맞다 라고 생각한다.

의학 스포츠와 스포츠의학의 개념을 굳이 구분하지 않고 지금까지 혼용하여 사용하여 왔으나, 이참에 필자는 어떻게 다른 개념인지를 정의하고자 한다.

● **스포츠 의학**(sports medicine)

이 개념은 직업 운동선수인 프로 선수들과 엘리트 선수들을 생각해보면 잘 이해될 수 있다. 국내에도 스포츠 정책 과학원(KISS-Korea institute of sports science)이라는 곳이 있다. 이곳에서 주로 하는 일이 운동과학 관련한 연구 과제들을 수행하고 있으며, 올림픽을 포함한 각종 세계 선수권 대회에서 더 많은 메달을 획득하기 위해 체계적이고 과학적인 연구를 진행하고 있다.

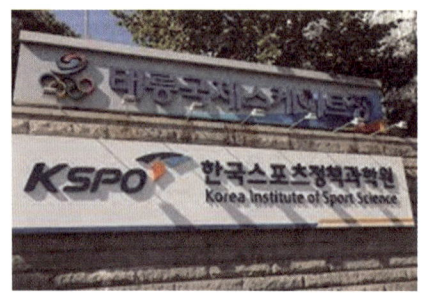 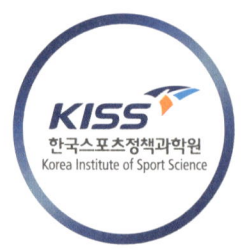

또한 태릉선수촌의 경우에도 팀닥터를 포함하여 다양한 종목별 피지오(운동 및 물리 치료사)들이 상주하고 있다. 이들의 역할은 의학적인 치료를 통해 운동선수들의 운동수행 능력을 향상시키는 것이 목적이다.

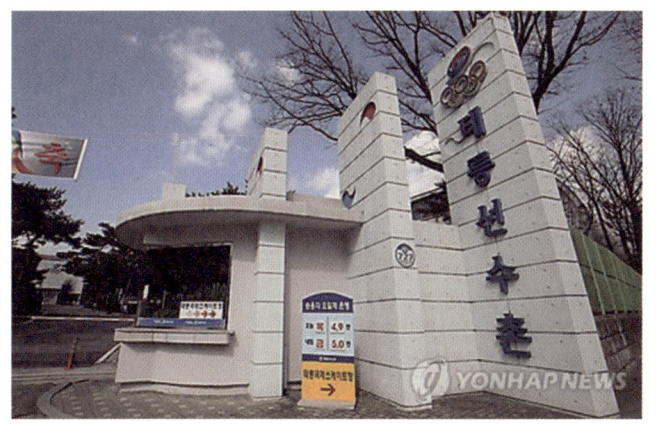

　예를 들면, 프로나 엘리트 운동선수들이 각종 대회를 준비하다 보면 극한의 훈련으로 다양한 운동 손상을 당할 수밖에 없다. 부상 예방도 잘 해 주어야겠지만, 손상 받은 부위를 잘 회복시켜서 최선을 다해 준비한 각종 대회에 출전하여 좋은 성적을 낼 수 있도록 해주어야 한다. 따라서 스포츠의학이란, 운동 수행 능력을 향상 시키기 위해서 의학적 방법을 적절하게 사용하여 주는 것으로 정의하겠다.

● **의학 스포츠(Medical sports)**

　운동을 더 잘 수행하기 위한 의학적 행위 개념이 아니라, 질병을 치료하고 예방을 하기 위하여 운동을 치료의 매개로 하는 치료적 운동으로 정의하고자 한다.

　따라서, 필자가 말하고자 하는 의학 스포츠의 개념은 질병을 치료하고 예방할 목적으로 운동을 최우선적인 수단으로 사용하자는 것이다.

  질환별 운동 방법이라는 것은 모든 질환을 예방하고 치료하는데 제각각 다른 다양한 치료적 개념의 운동 방법이 있다는 것이다.

  그러나, 이 책에서는 식습관 관련한 사항은 다음에 다루기로 하고 질환별 운동처방에 따른 운동의 중요성을 강조하는 내용 위주로 다루기로 하겠다.

● **Exercise is Medicine**

즉, 운동이 약이라는 개념이다.

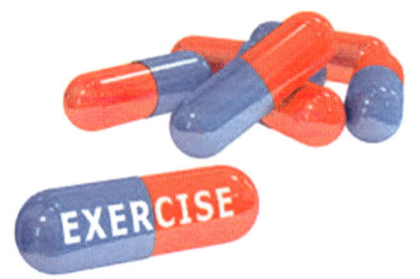

(EX-holic) Fitness trend 2018 by ACSM

  일반적으로 질병에 따라 각각 처방약 종류와 용량이 다르듯이 질환별로 운동량과 운동 종류도 당연히 다르다. 때문에 지금부터라도 운동치료 효과를 높이기 위해서는 운동도 약과 동일한 개념으로 환자들에게 처방해야만 한다. 환자들의 경우에는 반드시 질환별 운동처방을 받아야 한다. 개념 없이 잘못된 방법으로 운동하다가 문제가 된 경우가 너무 많고 심각한 운동 손상 때문에 운동과 멀어진 사람들도 많다.

　철저하게 운동이 약이라는 개념을 적용할 것이기에 의사들이 약물 처방하듯이 메포츠(메디칼 스포츠) 전문가에 의해 운동처방을 받아야 한다는 개념이다.

　운동 습관이 길러지고, 운동을 제대로 이해하는 순간부터 여러분들은 지금보다 훨씬 건강해질 뿐만 아니라, 지독한 운동습관자가 되어 있을 것이다. 이렇게 되기를 간절히 바란다.

@전 세계는 세균과 바이러스와 전쟁 중

　지구는 이미 오염되었다. 오염되고 자정능력이 상실된 지구상에 살고 있는 인간은 그야말로 나약한 생명체일 뿐이다.

　인간의 인체를 직접적으로 공격하여 병들게 하는 원인이 되는 것은 어떤 것이 있을까?

　박테리아, 바이러스, 곰팡이, 기생충 등등 여러 가지가 떠오른다. 이러한 다양한 원인균들을 사멸시키기 위한 항생제, 항바이러스제, 항곰팡이제, 기생충 박멸제 등과 같은 약제들 또한 많이 발전되어 왔다. 그러나, 인간의 노력보다 이들 원인균들은 더 빠른 진화와 변이를 거듭하고 있다.

　전 세계 의학전문가들은 머리를 싸매고 연구하고 있지만, 정체불명의 다양한 바이러스 때문에 지금도 수많은 고귀한 생명이 희생되고 있다. 수많은 과학자들의 노력에도 불구하고 미래가 불안한 이유가 무엇일까?

 기억에 남는 것 중에 유럽을 공포 속으로 몰아넣은 흑사병, 스페인 독감이나, 우리의 옛날 역사 속에서도 알 수 있듯이 괴질이라고 불리웠던 병의 원인도 몰랐던 전염병 때문에 얼마나 많은 생명이 희생되었던가?

 최근 전 세계적으로 팬데믹 공포를 불러온 코로나바이러스 전염과 다양한 변이로 인해 수많은 전 세계인의 생명을 앗아간 것은 물론이며, 세계 경제를 멈추게 만들었고, 세계인의 이동까지도 봉쇄당한 참담한 경험을 하고 있다.

 이제 지구는 하나의 공동체이다. 국경을 넘나드는 바이러스 때문에 전 세계적으로 엄청난 대재앙이 될 수 있는 지구 운명공동체 속에서 살고 있다.

 그리고 바이러스의 특성상 끊임없이 변이되고 진화되기 때문에 집단면역을 형성하는데 어려움이 상당히 많다는 사실도 이미 경험했다.

 이렇듯이 인류는 진화하고 변이되는 바이러스와 각종 세균과 미래에도 끊임없이 싸워 이겨야 하는 숙제를 안고 있다.

 이미 전 세계가 코로나바이러스 감염으로 경험했듯이 감염되었다고 모두 생명을 잃은 것은 아니지 않은가? 고위험군인 기저질환자와 고령자들은 차치하고라도 젊은 사람들도 병세가 모두 달랐고 위중증 정도도 모두 달랐다는 것을 우리는 이미 잘 알고 있다.

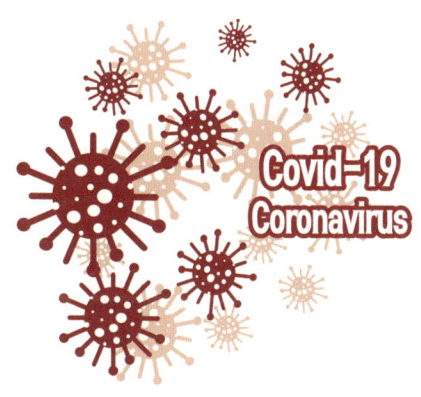

왜 감염자마다 발현되는 증상이 다른가? 증상이 경미했던 사람의 경우는 그 이유가 무엇인가? 결국은 모든 것을 밝혀낼 수는 없으나 틀림없이 면역이 중요한 역할을 했을 것이라는 추측은 결코 부인할 수 없을 것이다.

우리가 이토록 강한 면역력을 가져야 하는 이유는, 과학적으로 원인이 밝혀지지 않은 정체불명의 각종 바이러스나 세균 등에 의해 언제든지 감염될 수 있으며, 치료약이 개발되기도 전에 생명을 잃는 것은 최소한 막아야 하기 때문이다. 오염된 지구에서 건강한 삶을 유지하기가 점점 어려워 질 텐데, 강한 면역력을 가지고 있다면 훨씬 극복하기가 쉬울 것이다.

@운동과 면역력

제대로만 운동을 한다면 여러분들의 몸을 건강하게 만드는데 운동은 어떤 명의보다도 훌륭한 건강지킴이가 될 것이라 확신한다.

운동이 면역력과 어떤 관계가 있을까?

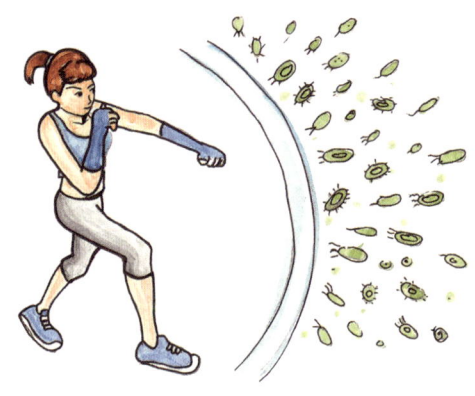

적당한 운동은 면역력 향상에 도움을 준다는 연구된 보고서들은 이미 많이 나와 있다. 그러나, 너무 무리한 운동을 지속적으로 한다면 오히려 면역세포가 줄어들어 면역력이 떨어지게 된다. 과한 운동은 스트레스 호르몬 증가, 부정맥 위험 증가, 심장 비대, 자율신경 불균형, 근육세포 파괴 등과 같은 것도 생길 수 있다. 따라서 반드시 적당한 운동량을 정해서 꾸준하게 한다면 여러분들도 면역이 강해지고 원인 불명의 감염체에 노출되더라도 저항력이 강해질 것이라는 확실한 믿음을 가지기를 바란다.

미래의 인류에게 어떤 원인 미상의 감염체가 언제 어떻게 도전해 올지 모른다. 얼마나 치사율이 높을지, 얼마나 강한 전염력이 있을지, 전 세계가 언제 어떻게 봉쇄당할지도 모른다. 전 세계인들이 전염병 때문에 우울증에 빠질지도 모르겠다.

이미 경험한 팬데믹 감염으로 전 세계인들은 전파력 강한 바이러스 질환의 공포에 대하여 모두들 잘 이해할 것으로 본다. 아무쪼록 유비무환의 심정으로 자신의 몸에 맞는 적당한 운동량으로 꾸준하게 건강관리 잘하고 면역력을 최대한 키워두기를 바란다.

적당한 운동은 면역력 향상에 도움을 주지만, 너무 과한 운동량은 오히려 몸을 더 빨리 산화시켜 노화를 촉진시킬 수도 있음을 명심하기를 바란다.

활성산소 이론에 따르면, 산소에 많이 노출될수록 산화되는 정도가 더 심해진다.

@운동과 활성산소 이론

인간은 생명 유지를 위해 물과 산소를 필요로 한다는 것은 일반 상식이다. 생명 유지를 위해 물과 산소는 필수이지만 활성산소 이론에 따르면, 산소를 흡입하면 몸에 들어온 산소의 90~95%는 에너지를 생산하는 과정에서 쓰이고 1~2%의 활성산소(Free Radical)가 불가피하게 생성된다고 한다. 이는 세포에 독성을 일으키는 물질로써 인체를 산화시키는 역할을 한다고 알려져 있다.

잘 알다시피 쇠붙이도 산화되면 녹슨 고철로 변해버린다.
산화라는 것이 유지분에 발생되면 산패되어 먹지 못한다.

왜 운동이 활성산소 생성에 연관성이 있는지 보자.
"분당 심박출량＝1회 심박출량×분당 심박수"로 산출되는데, 운동을 하게 되면 심박수, 심박출량이 증가하여 혈액 순환량이 증가되고, 호흡도 빨라져 흡입되는 산소량도 많아지고 이로 인해 활성산소도 늘어나게 된다.

따라서 활성산소 이론에 의하면, 고강도 운동을 많이 할수록 활성산소는 증가하게 된다는 것이다.

운동 때문에 증가된 활성산소를 제때 제거하지 않으면 축적된 활성산소로 인해 세포독성이 증가되어 세포가 파괴되고 노화가 촉진된다는 개념이 활성산소 이론이다.

이러한 활성산소 이론은 요즘 상당히 설득력 있는 이론이다. 그러면 생성된 활성산소는 어떻게 적절히 제거 가능한가? 건강에 관심이 있는 분이라면 항산화제라는 용어를 들어본 적이 있을 것이다.

항산화제라는 것은 생성된 활성산소로부터 세포가 산화되어 파괴되는 것을 막아주고 활성산소를 재빨리 제거해주는 역할을 하는 건강보조제이다. 여러분들도 잘 알다시피 다양한 비타민으로 구성된 건강 보조식품들이 항산화제라는 이름으로 출시되고 있다. 또한 충분한 수분 섭취와 적절한 휴식을 통해 활성산소를 줄여나갈 수도 있다.

 이론적이지만, 매일 생성된 활성산소를 100% 제거해주는 것을 목표로 해야 한다. 활성산소가 몸속에서 충분히 제거되지 못하고 축적된다면, 세포 내의 DNA, RNA, 단백질, 지질, 세포막 등의 세포파괴로 인해 각종 질병의 원인이 된다는 것이 활성산소 이론적 개념이다.

@ 항산화제(Antioxidant) 복용은 필요한가?

 활성산소(Free Radical/프리라디칼) 이론에 따르면, 과격한 운동으로 과다 생성된 활성산소의 세포 공격에 의하여 세포파괴 정도는 심해진다. 다시 말해 불가피하게 생성될 수밖에 없는 활성산소이지만, 일정부분은 인체의 회복력에 의해 자연 소멸하기도 한다. 그러나 제거되지 못하고 남은 활성산소의 양이 많을수록 많은 세포가 공격받아 파괴되는 세포도 늘어나게 된다.

 완전히 제거되지 않고 남아 있는 활성산소에 의해 공격받아 파괴된 세포의 수가 늘어날수록 시간이 지나면서 질병이 발생된다는 것이 활성산소 이론이다. 결론적으로 활성산소를 빨리 제거시킬 수 있는 항산화제를 충분히 복용한다면 질병 예방은 물론이고 항노화 효과까지 누릴 수 있다.

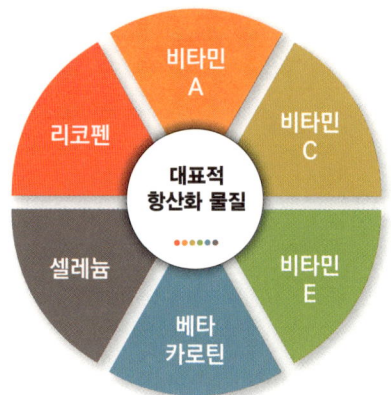

knowledgeblog.tistory.com 참조

　위의 그림에서처럼 이러한 항산화 이론에 근거한 다양한 비타민으로 구성된 항산화제들이 많이 출시되고 있다. 기타 베타카로틴, 셀레늄, 리코펜, 코엔자임Q 등등 많은 항산화 제품들이 출시되고 있는데, 가격이 만만치 않은 것이 단점이다. 아무튼 활성산소를 빨리 제거하지 않고 몸속에 오래 남겨 두고 많이 축적될수록 건강에 도움이 전혀 되지 않는다. 때문에 운동 후 충분한 휴식을 취하면서 내게 맞는 항산화제를 적절히 복용한다면 고강도 운동 후에도 활성산소의 공격으로부터 여러분들의 몸을 지키는 데 도움이 될 것이다.

　항산화제 복용 방법에 대하여도 의학자들 사이에 논쟁의 여지는 있다. 그렇지만, 필자의 판단은 활성산소 이론의 타당성과 항산화제 섭취 효과에 대해서는 아주 긍정적이기 때문에 충분한 항산화제 복용을 권한다.

@ 대표적인 항산화제 비타민C에 대하여

대표적인 항산화제인 비타민C에 대한 필자의 경험 위주로 소개하고 논쟁이 될 만한 것은 다루지 않기로 하겠다.

비타민C는 "신이 인간에게 내려 주신 선물이다"라고 알려져 있듯이 자연이 인간에게 준 참으로 소중한 선물이다. 3대 에너지 영양소는 탄수화물, 지방, 단백질이고 6대 영양소는 물, 비타민, 무기질이다. 물, 비타민, 무기질은 조절 영양소라고 달리 분류하는데, 에너지는 없지만, 인체를 조절하는 필수 영양소 중에 비타민이 포함되어 있다.

안타깝게도 인간은 비타민C를 체내 합성하지 못하기 때문에 반드시 섭취하여 보충하지 않으면 건강에 치명적인 문제들이 생길 수 있는 필수 비타민이다. 독자들도 들어본 괴혈병이라는 질병은 비타민C가 부족하면 생길 수 있다.

괴혈병의 증상은 비타민C가 결핍된 후 3개월이 지나면서부터 서서히 나타난다. 주 증상으로는 출혈과 뼈의 변질이다. 괴혈병 초기에는 전신의 권태와 무력감, 식욕 부진, 관절통, 피가 잘 멎지 않는 증상이 나타나게 된다.

이러한 것이 비타민C인데, 필자는 메가비타민 요법에 대한 신념이 강한 의사이다. 참고로 비타민C는 수용성 비타민으로 과량 복용하더라도 충분히 소모되고 나면 체내 잔류 되지 않고 신장을 통해서 배설되어 없어진다. 메가비타민 요법은, 각종 질환의 치료에 도움을 주기 위하여 대량의 비타민을 투여한다는 개념이지만, 이 또한 의사들 사이에 논쟁이 있을 수 있는 부분이기 때문에 자세히 다루지는 않겠다.

필자는 의사가 되고 난 후부터 거의 30년이 지난 지금도 매일 수시로 다량의 비타민을 섭취하고 있으며 고강도 운동 후에는 위에서 언급한 활성산소 제거와 빠른 회복을 위해서 반드시 챙겨서 먹는다. 나의 가족들 모두 매일 다량의 비타민C를 섭취하고 있다는 사실만 간단하게 소개하겠다.

@운동과 심박출량

운동을 하게 되면 안정 시 보다 훨씬 심박수가 빨라지고 심박출량도 증가하게 된다. 안정 시 분당 5L 정도의 심박출량이 고강도 운동을 할 때 분당 25L로 5배 증가하게 된다. 운동 시에는 근육에서 대략 80% 이상의 혈액을 사용하고 안정 시에는 소화기관에서 20% 이상을 사용한다고 알려져 있다.

안정 시 근육으로 가는 혈액량이 분당 0.75L이던 것이 고강도 운동을 하게 되면 분당 20L로 늘어나게 되는데, 근육의 움직임이 그만큼 활성화된다는 것이다. 근육 세포내의 미토콘드리아에서 ATP를 사용하여 에너지를 생성하고 운동에너지로 사용한다. 따라서 에너지가 고갈될수록 AMPK 효소가 활성화되고 당과 지방 대사량이 증가된다. 그래서 운동이 비만에 효과적인 것이다.

음식을 섭취하게 되면 탄수화물은 대사되어 당으로 분해된다.

이렇게 생성된 당은 인슐린에 의하여 글리코겐으로 전환되어 간과 근육 속에 저장된다. 때문에 근력운동을 하여 근육량이 늘어나게 되면 대표적인 대사성 질환인 당뇨병 예방에 효과가 있다. 따라서 나이가 들어가면서 근육감소증이 진행될수록 성인형 당뇨병 발생률도 덩달아 높아지게 되는 이유도 근육감소로 인한 인슐린 저항성으로 당 저장 능력이 저하되기 때문이다.

@살과의 전쟁, 내장지방과의 전쟁

언젠가부터 우리의 일상은 살과의 전쟁이 된 것 같다.

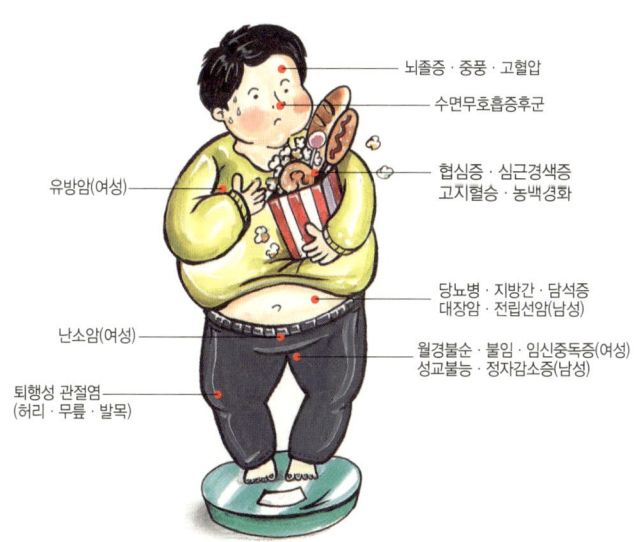

각종 언론매체에서 경쟁하듯이 다루는 것이 건강 관련 방송이고, 협찬사들의 다이어트 보조식품들의 정보도 가히 홍수를 이루고 있다. 그러한 것 중에는 오히려 건강에 문제를 일으킬 수 있는 위험한 제품들도 있기 때문에, 무분별하게 광고에 의존하는 것은 독자 여러분들의 건강을 해칠 수도 있다는 점을 반드시 지적하지 않을 수 없다.

우리의 인체는 먹고 남는 영양분은 저장하게 된다. 일정 부분은 간과 근육에 글리코겐 형태로 저장되지만, 남는 영양은 고스란히 지방으로 축적된다. 특히 문제가 되는 것은 내장지방으로 전환되는 복부비만인 것이다. 아시다시피 지방은 암 발생률의 증가를 포함한 많은 질환 발병과 관련 있고 대다수의 염증 질환의 원인이 된다.

또한 비만하게 되면 적정 체중을 초과하게 되고 이렇게 초과된 몸무게는 여러분들의 관절에 부담을 주고 관절질환이 생기기 시작한다. 남녀노소 할 것 없이 비만 때문에 거의 매일 전쟁이다.

이 책에서 다루고자 하는 모든 질환이 내장 지방량 및 과체중과 밀접하게 관계되어 있다. 잘못된 다이어트로 요요현상을 매번 겪게 되고, 요요현상으로 인해 오히려 급격하게 내장지방은 증가하고 근육은 감소하게 된다. 이렇게 증가한 내장지방과 근육감소 때문에 여러분들의 건강은 점점 망가지기 시작할 것이다.

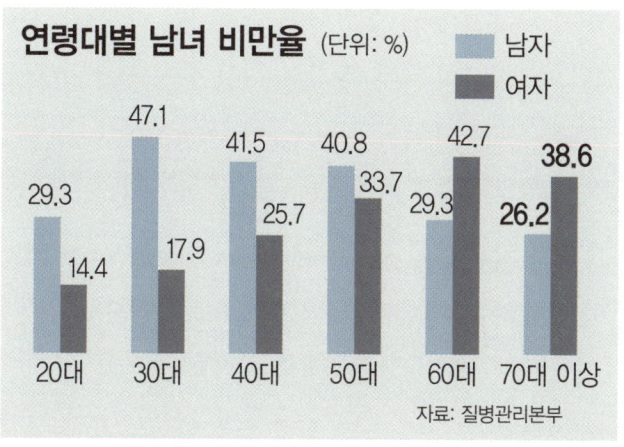

그리고 40세 이후 나이가 들어갈수록 매년 1% 정도의 근육이 자연 감소하게 된다고 알려져 있다. 먹고 남는 에너지는 더 많은 체지방으로 바뀌어 여러분들의 몸은 점점 볼품없이 무너지게 될 것이다. 하지만, 근육량이 증가하고 근육 사용량이 많아질수록 일일 소모 대사량은 비례해서 증가하게 될 것이다. 따라서 늘어난 근육량에 반비례하여 체지방량은 감소되어 여러분들의 몸은 핏해지고 멋지게 유지될 것이다. 나이가 들수록 근력운동을 해야 하는 이유는 충분하다. 반드시 근력운동을 하자.

@비만도 측정(BMI지수)

BMI를 이용한 비만도 계산은 자신의 몸무게를 키의 제곱으로 나누면 되는데, 공식은 kg/m^2이다. BMI가 18.5 이하면 저체중,

18.5~22.9 사이면 정상, 23.0~24.9 사이면 과체중, 25.0 이상부터 비만으로 판정되는데 특히 30 이상이면 고도비만으로 분류한다.

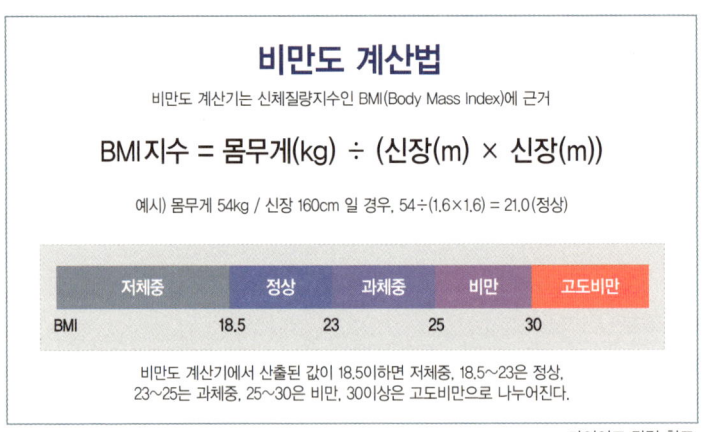

다이어트 칼럼 참조

@ 체지방률

체지방률은 전체 몸무게에서 체지방이 차지하는 비율로 계산되어진다. 이 역시 BMI지수와 같이 비만도를 나타낼 때 사용되는 로직이며, 체지방률 계산하는 식은 아래와 같다.

체지방률 % = {체지방량(kg) ÷ 체중(kg)} × 100

참고로 체지방률은 몸 안의 수분과 혈액의 흐름에 영향을 받기 때문에 하루에 2~3%의 변동이 있을 수 있으므로 보정을 해 주어야 한다.

레벨			여윔	표준	경비만	중비만	과비만
체지방률	성별	나이					
	남자	30세 이전	14% 이하	14~19.9%	20~24.9%	25~34.9%	35% 이상
		30세 이후	17% 이하	17~22.9%	23~27.9%	28~37.9%	38% 이상
	여자	30세 이전	17% 이하	17~23.9%	24~29.9%	30~39.9%	40% 이상
		30세 이후	20% 이하	20~26.9%	27~32.9%	33~42.9%	43% 이상

m.post.naver.com 참조

@표준체중 계산법

 표준체중은 남녀에서 약간의 차이가 있고 아래의 계산 방법을 참고하면 되겠다. 남자의 경우 키를 미터로 환산하여 두 번 곱한 뒤 22를 다시 곱해주고 여자의 경우 21을 곱해주면 대략적인 표준체중이 환산된다.

 가령 180cm의 남자 표준체중을 구해보면, $1.8 \times 1.8 \times 22 = 71.28kg$가 된다.

표준체중 구하는 방법	
남 자	표준체중(kg) = 키(m) × 키(m) × 22
여 자	표준체중(kg) = 키(m) × 키(m) × 21

 키 165cm 여자 표준체중도 구해보자.
$1.65 \times 1.65 \times 21 = 57.1725$
이제는 별로 어렵지 않게 표준체중을 구할 수 있게 되었다.

이러한 표준체중 계산법을 기준으로 여러분들도 매일 매일 체중 조절 계획을 잘 세워가기를 바란다.

@ 기초대사량 계산법

기초대사량을 계산하는 방법도 여러 가지가 있지만, 방법보다는 개념 정립이 필요하다. 기초대사량이란 생명체가 하루에 생명 유지를 위해 소요되는 최소한의 에너지양을 말한다. 즉, 체온유지, 호흡, 심장박동 등의 기초적인 생명 활동을 위한 에너지양으로 움직이지 않고 가만히 있을 때 기초대사량만큼 하루에 소모되는 것이다.

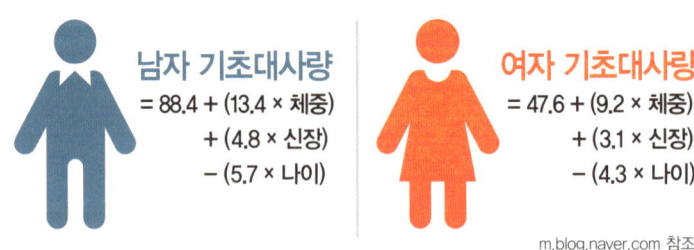

m.blog.naver.com 참조

@ 총 필요 열량 계산법

일반적으로 남자의 경우 하루 총 필요 열량이 2,000kcal 정도 여자의 경우 1,800kcal 정도 요구되는데, 업무강도에 따라서 약간의 보정이 필요하다. 때문에 아래의 그림에서처럼 육체노동 강도에 따른 계산식이 잘 나와 있으니 참조하면 되겠고, 결국은 필요 이상의 식사량은 체지방 축적으로 이어진다.

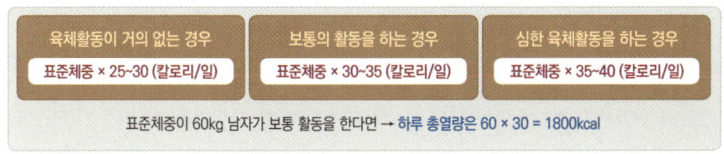

@운동은 전문가에게 꼭 배워서 시작하자

운동을 처음 시작하는 분들은 운동 기초를 운동 전문가에게 반드시 정확하게 배워야 한다. 이것은 선택이 아니라 필수다.

모든 운동이 마찬가지다.

운동을 제대로 하면 어떠한 명의나 명약보다도 효과적이지만, 운동을 잘못하면 안 한 것만 못한 것이 된다. 왜냐하면 잘못된 운동은 틀림없이 운동 손상으로 이어지기 때문이다.

반드시 운동의 기초는 배워서 하라!!! 꼭 전문가에게 배워라!!!

필자는 의사이지만 여러 대학에서 스포츠 손상과 만성 질환별 운동처방이란 과목을 체육 계열 학생들에게 다년간 가르쳤다.

나이가 많으나 적으나 운동을 제대로 수행하지 않으면 반드시 운동 손상으로 고생하게 될 것이다.

오랫동안 운동을 해온 사람들과 이야기를 나누어 보면 거의 모두 운동 중 다쳐본 경험을 말하곤 하는데, 그만큼 운동 손상은 흔하게 생길 수 있다는 것이다.

따라서, 운동 손상이라는 것은 처음 운동을 시작하는 사람이나 숙련된 사람이나 운동 중 언제든지 운동 손상이 초래될 수 있다. 오랫동안 운동한 경력자들은 과욕 때문에 운동 손상이 초래되며, 운동 초심자들은 기본기가 갖추어지지 않아서 다양한 운동 손상이 발생 된다. 모든 운동 종목이 그러하다.

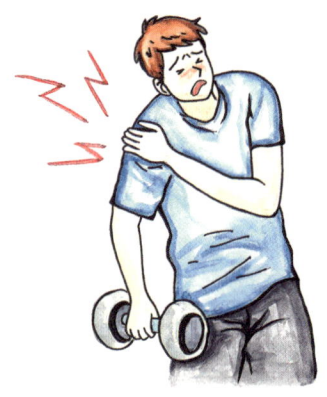

문제는 아직 운동 습관이 길러지지 않은 초심자들이 운동 손상을 당하게 되면 운동에 대한 의욕부터 사라지게 된다. 그래서 반드시 초심자들은 전문가의 도움을 받아야 한다. 운동에 투자하는 것을 절대 아끼지 말라고 했다. 수차 강조하지만, 병원비에 비하면 가성비가 정말 좋은 것이 운동에 대한 투자이다.

남녀노소 할 것 없이 운동을 제대로 하는 모습을 보면 정말 멋지다. 여러분들도 운동을 제대로 배워서 정말 멋있는 사람이 되도록 하자. 건강하고 자신감 넘치는 사람이 가장 아름답고 멋진 것이다.

@노인의 나라 대한민국

최근의 트랜드를 굳이 설명하지 않더라도 선진국으로 갈수록 노인인구 증가와 저조한 결혼율, 저출산율이 문제이다. 각 나라마다 심각한 예측치를 내어놓는 것을 우리는 매스컴을 통해 잘 알고 있으며, 발표하는 예측이 한결같이 희망적이지 않다

특히, 한국의 경우를 보면, 세계에서 가장 빠른 속도로 노인인구 비율이 가파르게 증가하고 있다. 게다가 2021년 출산율은 0.81명으로 정말 세계 유례없는 최하위의 출산율로써 걱정스러운 수치이다. 이러한 저출산율은 매년 갱신될 것으로 예측되어 대한민국의 미래는 더욱 어둡다.

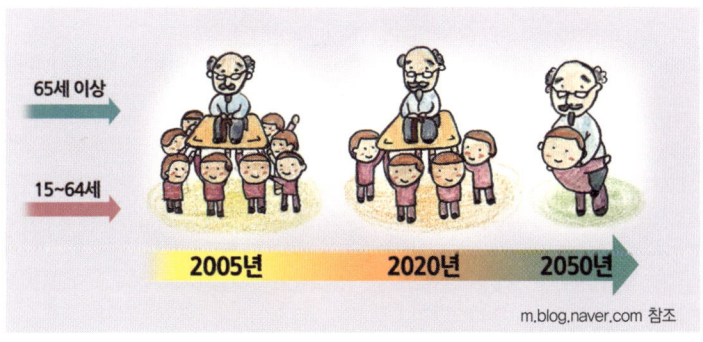

이렇게 세계에서 유례가 없을 정도의 세계 최저 출산율과 겹치면서 생산인구 대비 노인인구 비율은 가파르게 악화되어 가고 있다. 이로 인해 다음 세대가 짊어져야 할 부양의무 부담이 늘어나는 것을 지켜보면 정말 안타까울 따름이다. 하루빨리 합리적인 대책을 세우지 않으면 한국의 미래는 생산인구 절대 부족과 노인

인구 급증으로 인해 정말 심각한 문제가 생길 것으로 예측된다.

특히나 한국은 비교적 세계 장수 국가 중 하나이기도 하다. 인구절벽과 맞물려 장수 국가인 대한민국은 노인인구 비중이 더 빨리 높아지는 이유가 될 것이다. 최근 2021년 고령자 통계 발표에 따르면, 2021년 우리나라 65세 이상 노인인구는 853만 7,000명으로 전체의 16.5%를 차지하는 것으로 나타났다.

전문가들이 내어놓는 통계치마다 약간의 차이는 있지만, 50년 후의 노인인구 비율이 50%를 넘어가는 잿빛 대한민국이 될 것이란 견해는 대부분 일치되고 있다.

이런 문제를 해결하고 젊은 후대에 짐이 되지 않기 위해서는 활동 가능하고 생산 가능한 노인이 되어야 한다. 그러기 위한 유일한 해결방안이 운동이다. 가까운 미래에 일어날 문제이기 때문에 지금 당장 준비하자. 당장 운동 습관 들이자. 근력운동도 병행해야 한다.

@건강한 사람이 애국자다

한국은 장수 국가 중 하나이다. 그러나 오래 산다는 것이 축복일지 불행일지 심각하게 고민해 보아야 할 시점이다. 개똥밭에 굴러도 이승이 낫다라는 말이 있는 걸 보면 누구나 오래 살고 싶은 마음을 가지고 있는 것 같다.

하지만 건강하게 오래 산다면 축복일 수도 있겠지만, 병이 들어 환자로서 병원에 입원하여 오래 산다는 것은 본인도 불행할 것이고, 국가적으로도 의료비 증가는 불가피하며 자녀 세대에게도 부담일 수밖에 없다.

국민건강 보험공단이 발간한 '2020년 건강보험주요통계' 자료를 들여다보자. 건강보험 총진료비는 86.5조 원(2019년 지출기준)으로 이 또한 향후에는 가파르게 증가할 수밖에 없는 것이 지금의 한국의 현실이다. 전체 총진료비 중에서 노인 의료비는 41.4%를 차지하고 있는데, 약 35.8조 정도 된다.

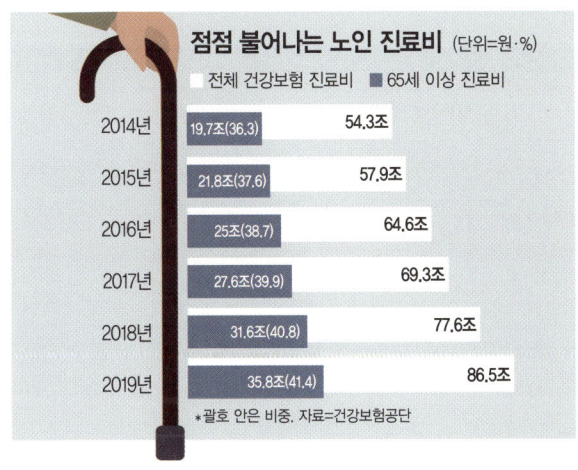

전체의료비도 증가 추세이지만, 노인의료비 비율은 점점 증가할 것이다. 2022년 국방비가 55조 원인 것을 감안하면, 조만간 우리나라 국방비 지출을 초과하는 것은 시간문제일 것이라는 불행한 예측이 지배적이다. 안타깝지만 자원도 없이 세금으로만 운영되는 우리나라에서 지속적으로 노인의료비를 감당하기는 점점 힘든 일임이 틀림없다.

　전 세계적으로 유례가 없는 인구절벽 문제가 향후 대한민국을 위기로 몰고 갈 것이라는 예측은 심히 우려스럽다.

　따라서, 좋은 운동 습관과 생활 습관으로 건강한 몸을 만들어 의료비 지출을 줄여 준다면, 건강이 곧 애국이고 건강한 사람이 애국자인 것이다. 이러한 이유로 전 국민이 운동 마니아가 되었으면 좋겠다는 것이 필자의 소박한 바람이다.

@저출산과 증가하는 노인의료비 과연 어떤 대책이 있나?

　대부분 학자들의 견해가 일치되고 있는 것이 있는데 의료보험 재정을 든든하게 지탱해 줄 경제활동인구는 점점 감소하고 있다.

　이미 2021년 기준 0.81명의 출산율로 세계 최저 출산율이며 이미 인구절벽은 왔다.

　그리고 점점 더 악화할 것이란 예측이고, 지금까지의 추세를 보면 예상치보다 더 빠른 속도로 경제생산 인구 대비 노인인구 비율이 악화하는 방향으로 지표는 예측하고 있다. 한국의 미래가 실로 걱정이다.

　유럽의 나라 중에 나름대로 복지가 잘되어져 있는 독일을 필자가 10여 년 전에 의료시설 견학과 세미나 참석 목적으로 둘러볼 기회가 있었다. 독일의 경우를 예를 들어보면 사회보장이 정말 잘되어져 있고 노인이 참 살기 좋은 나라인 것으로 잘 알려져 있다.

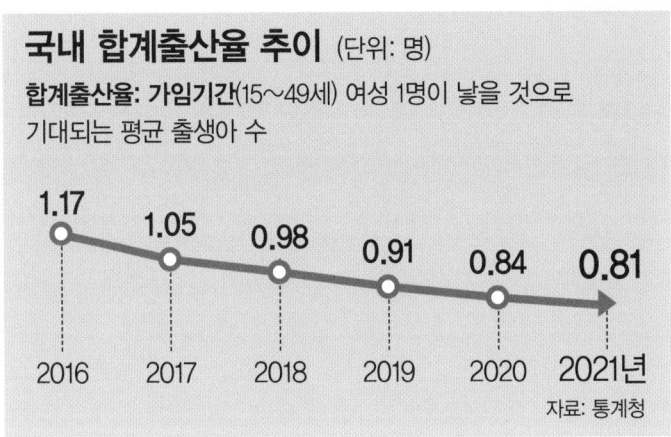

필자도 독일의 의료보장 제도는 당시에도 대단히 잘되어져 있다는 느낌을 받았었다. 보장제도가 잘 운용되기 위해서는 생산가능 인구 국민들이 부담해야 되는 세금은 상당히 무거웠었다. 독일의 젊은이들은 과중한 세금 부담 때문에 가족들과 함께 일 년에 한 번 바캉스 가는 것이 로망이라고 한다는 웃픈 이야기를 들었던 기억이 있다.

복지는 재원 없이는 절대 불가능하다. 세상에 공짜는 없다. 복지 재원을 마련할 수 있는 여건이 되면 얼마든지 가능하지만, 한국의 경우는 불행하게도 생산가능 인구가 줄어들기 때문에 복지 재원 마련하는 것도 향후에는 점점 쉽지 않을 것이다.

한국의 젊은이들은 비혼자들도 늘고 만혼자들도 늘어나는 추세이다. 결혼을 하려고 하더라도 적어도 내 집 마련의 꿈을 이룰 가능성이 보일 때까지 늦추는 경향으로 인해 초산 연령도 점점 고령화되어 불임과 난임률도 증가 추세이다. 이러한 다양한 원인이 복합적으로 작용하여 출산율은 세계적으로 유례가 없을 정도로 낮다.

이토록 심각한 노인의료비 문제를 지금도 가만히 앉아서 걱정만 하고 있을 것인가? 당장 밖으로 나가서 운동 시작하자. 무의식적으로 행하는 것이 습관이라 했다. 무조건 운동 습관을 들이자.

@백세 건강 행복 코리아

오래 산다는 것이 과연 축복일까?

건강하게 장수한다는 것은 그래도 나름대로 후대에 부담을 지우지 않으니 어쩌면 다행일지도 모르겠다. 불행히도 우리나라 65세 이상의 노인 60% 이상이 두 가지 이상 질병으로 약을 복용하고 있다.

점차 나이가 들면서 복용하는 약의 종류와 개수도 점점 많아지는 추세인데, 과연 이런 상태에서 오래 산다는 것이 축복일 수 있겠는가?

아마도 불치의 병으로 병원에 몇 년씩 입원해야 하는 노인 환자들 입장에서는 오래 산다는 것이 축복이 아니라 고통으로 인한 비극일 것이다.

노인이 건강해야 자녀들의 걱정이 줄어들고 사회적 비용이 줄어들고 대한민국이 행복해진다. 다른 방법은 없다. 지금부터라도 당장 운동 시작하자. 운동 습관을 가진 사람이 축복받은 사람이고 자녀들에게 존경받을 수 있고 애국자가 되는 길이다.

건강은 건강할 때 지키는 것이 가성비가 가장 좋다.

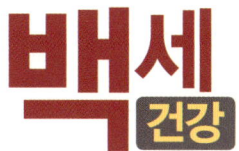

백세건강-백세건강연구소 참조

지금 당장 운동하자. 근력운동도 반드시 같이해야 한다.

본인에게 적당한 운동량을 처방받으면 누구나 안전하고 재미있게 운동할 수 있다. 운동 습관을 만들어 건강하고 활기찬 여생을 보내도록 하자!!!

@전 국민을 운동습관자로 만들자

불가능한 꿈이지만 필자는 가끔씩 모든 국민이 운동을 한다면 어떨까 하고 생각해본다. 대부분의 사람들은 운동 습관 만들기가 쉽지 않다고 생각하지만 결코 어려운 것이 아니다.

3개월 또는 6개월 정도만 규칙적으로 운동한다면 습관은 만들어진다고 한다. 습관만 되면 그다음부터는 누구나 운동이 일상의 루틴이 되어 자연스럽게 운동을 할 수 있게 된다.

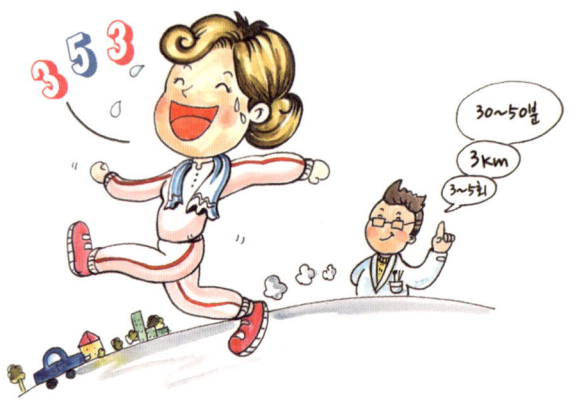

이 책을 읽는 독자들에게 제안하고 싶다.

만약에 어느 날 갑자기 난치성 암이나 뇌졸중 진단받고 반신불수로 병원에 입원이 되어 미래에 대한 아무런 희망도 없이 시한부 인생을 살고 있는 불치병에 걸렸다고 상상해 보라. 희망이 없다면 누구나 끔찍할 것이다.

이렇게 되고 난 뒤 명의만 만나면 완치되고 해결될 수 있을 것이라 생각하는가? 물론 분야별 소문난 명의는 전국에 넘쳐난다. 병에 걸린 그 당시에는 명의를 만나서 완치되었다 하더라도, 그 다음은 어떻게 될까? 계속 명의만 만나면 그가 나의 건강을 책임져 줄 수 있을 것 같은가?

주변의 인맥을 총동원하여 명의를 찾아 나서는 과정도 얼마나 고단하고 힘들지 생각해보라! 어느 것이 건강을 유지하기 위해 손쉬운 방법일까? 여러분들이 그동안 안 먹고 안 쓰고 노후 자금으로 모아둔 돈을 싸 들고 명의 앞에 앉아 있는 초조한 여러분들의 모습을 상상해 보라.

결론이 이러한데도 운동 습관을 만드는데 소요되는 3개월 또는 6개월 정도의 시간에 투자할 생각 없는가? 없다면 너무 한 것 아닌가? 자신을 위하고 가족을 위하고 더 나아가 사회공동체까지도 위할 수 있는 가장 손쉬운 방법을 두고도 운동하기 싫은 타당한 이유가 있는가? 운동 습관을 만들겠노라고 지금 당장 선언하자. 그리고 즉시 실행에 옮기자.

@운동 습관과 식습관

필자는 학생들에게 강의하면서 학문적 지식을 전달하는 것도 중요하지만, 항상 생활 습관 두 가지를 강조해왔다.

바로 운동 습관과 식습관이다.

젊고 건강한 대학생들에게조차도 운동 습관과 식습관의 중요성을 강조하는 이유는 조금이라도 더 일찍 생활 습관을 바로 잡는 것이 질병을 예방하고 치료하는 데 중요하기 때문이다.

세 살 버릇 여든 간다고 하지 않나?

습관이란 무의식적이고 자연스럽게 행하는 일상의 루틴이다.

운동이 일상의 루틴이 된다면 그때부터는 하루라도 운동을 하지 않으면 오히려 이상한 느낌이 들고 뭔가 허전함을 느낄 것이다. 운동이 일상의 습관이 되는 순간부터 놀라운 변화는 시작될 것이다. 자신감부터 생길 것이다.

여러분들의 몸을 건강하게 만드는 것에는 특별한 노하우가 필요한 것이 아니다. 이미 여러분들이 잘 알고 있는 것들이지만, 실천의 문제일 뿐이다.

의사로서 수십 년 환자 진료를 하면서 불가피한 선천성 질환 같은 유전성 질환을 제외하고 병의 원인을 찾아보면 대부분 긴 세월 잘못된 생활 습관 탓이 상당하다는 것을 잘 알고 있기에 더 안타까움이 컸다.

약간의 절제된 생활이 습관만 될 수 있다면, 가까운 시일 내에 건강한 모습으로 바뀐 자신을 보고 놀랄 것이다. 지금부터 당장 시작하자.

@평생 아껴둔 돈 언제 가장 많이 지출될까?

거의 모든 사람이 사망하기 1~2년 전 돈을 가장 많이 지출한다면 여러분들은 쉽게 믿을 수 있겠는가? 그 이유가 궁금하지 않나? 이승을 떠나기 전에 명품을 잔뜩 사서 저승에 가져가는 것도 아닐 텐데 무엇 때문일까?

건강관리를 잘못하여 아픈 몸 치료비로 대부분이 지출되었다면 너무 과한 설명일까? 물론 나의 병든 몸을 치료해주는 의사들은 고맙지만, 건강관리를 잘 못해서 지출한 병원비는 정말 아깝지 않은가?

  평생 직장생활 또는 사업하면서 덜먹고 덜 쓰고 차곡차곡 모은 재산을 사망하기 직전 1~2년 동안 질병 치료하는데 아껴온 재산의 상당 부분을 지출하게 되는 것을 너무도 많이 보아왔다.

  필자는 오랜 기간 노인병원을 운영하면서 느낀 것 중에 효자 효녀에 대해 훈훈하고 따뜻한 에피소드도 있다. 그러나, 안 쓰고 안 먹고 해서 애지중지 모아둔 재산 때문에 생긴 가슴 아픈 일화 몇 가지를 소개해 보겠는데, 독자들께서 판단해보시라.

  병상에 누워계시는 부모님들의 평생 모은 재산 때문에 형제들 사이에 주먹다짐하는 것도 보았고, 치매 걸린 부모 재산을 다른 형제들 모르게 독차지하기 위해서 입원해 계시는 부모를 납치해서 상속과 증여 관련 서류 만들어 가는 것도 보았다. 자식 된 도리로서 어떻게 이럴 수 있나 싶었던 적이 한두 번이 아니었다. 그러나, 현실이다.

  자식들에게 남은 재산을 공평하게 나누어 주는 것도 어렵다. 불만 없게 공평하게 상속하는 것은 예술의 경지에 올라야 가능한 것이라는 우스갯소리가 있을 정도이니 참고하시라.

  인간의 욕심이 끝이 있던가? 인간사 천태만상이다. "내 자식들은 다를 것이다"라고 착각하지 마시라. 남겨진 재산 때문에 자식들을 의문의 불효자 만들지 마시라.

  사정이 이러하니 지금부터라도 여러분들 자신에게 투자하는 것에 아끼지도 말고 주저하지도 말라고 권하고 싶다.

지금이라도 오늘부터 운동 습관 식습관을 들이기 위해 여러분들에게 투자하는 것에 과감해지라 충고하고 싶다. 이런 비용은 아무리 많아도 병원비의 절반도 안 될 것이라 단언할 수 있다.

또한 노인병원을 운영하면서 100세 가까이 무병장수하는 사람들의 공통된 습관을 살펴보았는데, 무병장수의 해법은 규칙적인 운동습관과 올바른 식습관이었다. 식습관 중에서도 소식하는 습관이 눈에 띄었다.

장수하신 분들은 죽음의 순간도 고통 없이 거의 대부분 주무시다 돌아가셨는데, 아마도 심장마비로 인해 돌아가신 것으로 추정된다. 게다가 장수하신 분들은 병원에 입원하셨던 시간도 길지 않았다. 왜 이렇듯이 장수하신 분들은 임종의 순간도 고통 없이 편안하게 돌아가신 걸까? 라는 의문이 생겼고 나름대로 필자는 해답을 얻었다. 심장과 같이 삶을 멈추는 것이야말로 어쩌면 가장 고통 없이 돌아가시는 방법일지도 모른다는 결론 말이다.

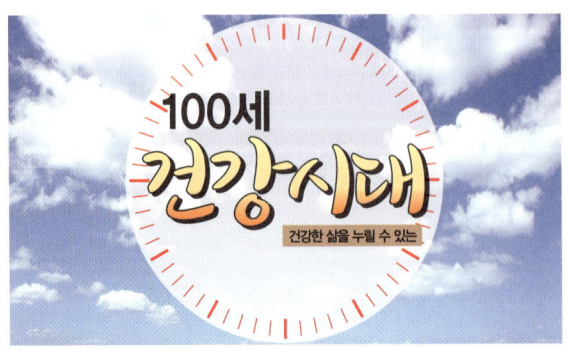

무병장수하는 이유가 선천적으로 타고난 체질적이고 유전적인 부분도 있을 수 있지만, 후천적인 요인 중 좋은 생활 습관을 결코 간과할 수 없기 때문에 지금부터라도 여러분들의 습관을 바꾸기 위해서 노력한다면 누구나 무병장수를 할 수 있지 않을까 생각한다.

@가족력은 바꿀 수 있다

가족력이라는 것이 무엇인가?

가족은 같은 질병에 걸릴 확률이 높다.

그러나, 가족력이 있다고 해서 모든 가족 구성원이 같은 질병에 걸리는 것이 아니다. 직계 3대 중에 2명 이상이 같은 질병에 걸리게 되면 가족력이 있다고 한다. 유전성 질환과는 분명히 차이가 있는 것이 가족력이다.

유전성 질환은 처음부터 예측 가능하지만, 가족력에 의한 질병 발생은 예측이 되지 않는다. 그 이유가 무엇 때문일까?

한 가족의 생활패턴은 매우 유사한 경향을 띠게 된다. 필자가 그토록 강조했던 생활 습관이 유사하다는 것이다. 부모의 생활 습관이 오롯이 자식에게 전달될 수 있는 것이 가족이다.

부모가 운동하지 않으면 자녀들도 운동하지 않을 확률이 높고, 부모가 야식 배달시켜 먹는 것을 즐기면 자식들도 따라 할 확률이 크다. 세 살 버릇 여든 간다고 했는데, 자녀가 어릴수록 부모의 행동을 자연스럽게 따라 하게 되어 있다.

자연스럽게 길러진 무의식이 습관이다. 좋은 습관이 자식에게 길러진다면 나름대로 부모 노릇 잘하고 있는 것이지 않겠는가? 자녀가 어릴수록 부모는 롤모델이다.

이렇듯이 가족력은 동일한 습관에서 비롯될 확률이 높다. 따라서 비록 가족력과 관련된 질병이 있었던 가족일지라도 생활 습관을 바꾸게 되면 완전히 달라질 수도 있다는 것이다.

일란성 쌍둥이가 오랜 시간 떨어져서 각자 다른 생활 습관으로 살다 비교를 해보면 어떤 차이가 있을까? 일란성 쌍둥이니까 같을까? 아니면 오랜 세월 각자 다른 생활 습관으로 살았기 때문에 다를까? 정답은 다를 확률이 훨씬 높다. 매스컴을 통해서 가끔씩 방영되는 것을 본 적이 있을 것이다. 일란성 쌍둥이 임에도 불구하고 생긴 모습도 다르고, 걸리는 질병도 다를 수 있다. 후천적인 생활 습관이 이런 변화를 만든 것이다. 무조건 좋은 습관을 들이자. 운동하자. 무조건 운동하자.

@약 복용 반드시 줄일 수 있다

우리는 질병 치료를 위해 약물 의존도가 너무 높지 않은지 이제부터라도 한번 되돌아보아야 할 때라고 생각한다.

우리나라는 양방, 한방, 민간요법, 건강보조제와 같이 치료 약의 종류도 정말 다양하고 많기도 하다.

고령자의 경우 하루 복용하는 약의 종류와 개수도 너무 많다. 약물 오남용으로 인해 치료는 뒷전이고 오히려 약물에 의한 부작용을 걱정해야 하는 경우도 종종 있다.

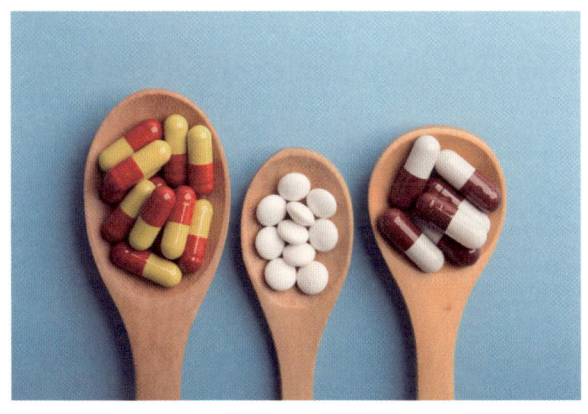

약 때문에 못 살겠다는 말이 있을 정도이니 약 끊는 약을 만들어야 할지도 모르겠다.

사정이 이러하다 보니 진료 현장에서 가슴 한구석이 항상 답답한 것이 있었다. 반드시 필요한 약이 아니면 가급적 줄일 수 있는 방법을 찾아 주고 싶었다. 화타와 편작, 허준, 히포크라테스 일지라도 모든 병을 완벽하게 치료해 줄 수도 없었고 그들도 그런 재주는 배우지도 못했을 것이다.

생활 습관의 변화를 가져오는 순간부터 여러분들의 몸은 달라지기 시작할 것이다. 체지방, 복부지방, 내장지방을 줄이면 더 빠른 속도로 달라질 것이다. 고강도 트레이닝을 지속할 수 있는 정도의 운동 습관이 길러진다면 복용하고 있는 약물의 개수도 점차적으로 줄어들 것이다. 무조건 운동 습관을 들이고 지금 당장 실천하자.

@대표적인 만성질환은 어떠한 것들이 있나?

대한민국처럼 장수 국가에서 사는 사람들은 사망 원인 중에 단연 1위가 암질환이지만 2위와 4위는 혈관성 질환인 심뇌혈관성 질환이 차지하고 있다.

결론적으로 말하자면, 동서양 구분 없이 오래 살수록 암질환과 혈관성 질환의 빈도가 높아진다는 것이다. 장수의 특성상 그럴 수밖에 없다.

실제 진료 현장에서 경험해보면, 심뇌혈관 질환은 갑작스럽게 사망하는 원인의 상당 부분을 차지한다. 급성 심근 경색증으로 골든타임을 놓친 채 응급실로 실려와 응급 시술을 받지 못하여 사망에 이르는 경우도 많이 보아 왔다. 또는 뇌혈관이 터져서 수술 도중 사망하는 경우도 많다. 다행히 살아남더라도 병세에 따라 뇌사상태의 식물인간에서부터 어마어마한 후유증으로 여생을 장애를 갖고 고생하시는 분들을 오랫동안 노인병원을 운영하면서 너무나도 많이 보아왔다.

뇌혈관이 막혀서 뇌경색 후유장애로 평생 반신불수로 살아가는 분들도 많이 보아왔다. 이 모든 질병의 특성상 그 원인이 하루아침에 생긴 것은 절대 아니다. 빠르게는 40대에도 이런 엄청난 질병이 오는 경우도 있다. 대체적으로 50~60년을 살아오면서 여러분들의 잘못된 생활 습관의 누적된 결과가 하루아침에 엄청난 불행으로 다가오는 것이다.

필자에게도 관련한 작은 소망 한 가지가 있다. 다급한 사이렌 소리를 내면서 막히는 도로를 달리는 앰뷸런스 안에서 생사의 갈림길에 서고 싶지 않다. 응급실까지 조금이라도 빨리 도착하기 위해서 나를 전혀 알지도 못하는 도로 위의 수많은 운전자들의 양보를 받아 가며 나를 반드시 살려줄 의료진들이 대기하고 있기를 기도해야 하는 절박한 순간을 절대 만들고 싶지 않다. 물론 나의 소망이 이루어질지 알 수 없는 일이다. 때문에 필자조차도 매일 매일 체중을 체크하고, 꾸준한 운동 습관과 올바른 식습관을 실천하는 것이 일상의 루틴이 되어 있다.

필자의 지인들은 이런 나를 보고 운동중독자라고 말을 하지만, 중독이 아니고 일상의 루틴이 되었을 뿐이다.

요양병원을 운영하다 보면, 입원해 계시는 어르신들께서 편안하게 자는 잠에 죽는 것이 가장 행복한 죽음이라고 말씀하시는 것을 자주 들었다. 평소에 열심히 해놓은 운동 습관이 이런 소망을 이룰 수 있을 것이라고 필자는 자신 있게 여러분들에게 말할 수 있다. 죽음의 복을 지을 수 있도록, 아무쪼록 운동 습관 가져 보시라.

@가장 흔한 고혈압과 당뇨병

전 세계적인 통계를 보면, 사망 원인의 가장 많은 원인은 단연 1위가 암이다. 만성 성인병 질환 중 가장 많은 질환은 1위 고혈압, 2위 당뇨병인데, 이런 사실은 여러분들도 쉽게 이해될 것이다.

대체적으로 의사에게 고혈압이나 당뇨병을 진단받는 순간부터 특이 사항이 없으면 거의 대부분이 죽을 때까지 먹어야 하는 약이 혈압약과 당뇨약이다. 보편적으로 40대부터 성인병은 시작된다. 단순 계산하더라도 40세에 진단받고 80세까지 산다면, 적어도 40년 이상 복용을 해야 하는데, 충성고객도 이런 고객이 없다.

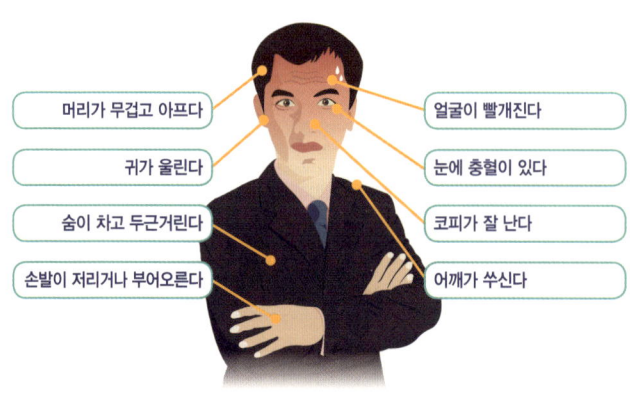

고혈압은 증상이 없는 경우도 많이 있다

그러나, 고혈압과 당뇨병을 진단받았다고 그 순간 대부분 심각하게 생각하지 않는다. 왜냐하면 당장 큰 문제도 생기지도 않고 통증도 없기 때문이다.

상황이 이러하다 보니 대부분의 의사들이 약만 잘 복용하면 큰 합병증 없이 천수를 누릴 수 있을 것처럼 설명하고 있다. 필자도 그렇게 설명하고 환자분들을 안심시켜 주었었다.

물론 약 복용하는 것이 우선적으로 제일 중요하다. 그나마 약이라도 잘 챙겨 먹어 다행스럽다. 그러나, 병세를 더욱 손쉽게 컨트롤 하고 합병증을 예방하기 위해서는 운동과 식단을 신경 써야 한다고 조언을 해 주지만, 환자들은 다 알고 있다는 듯이 흘려듣는 것이 문제였다. 그러나, 그나마 다행스러운 것은 약 챙겨 먹는 것만큼은 나름대로 잘하는 것 같다.

평생 먹어야 하는 고혈압과 당뇨약은 치료약이 아님을 명심하고 이제부터는 죽기 살기로 운동해야 할 것이다.

제발 운동 습관 들여야 한다. 습관만 들이면 무의식적으로 행동하게 되어 있다. 필자는 아침에 눈 뜨면 운동하는 것이 무의식적으로 된다. 이것이 습관인 것이다.

@오래된 고혈압과 당뇨병의 합병증은 어떤가?

고혈압과 당뇨병을 초기 진단 시점부터, 반드시 치료를 시작해야 하는 이유는, 오랜 기간 방치된 고혈압과 당뇨병이 유발하는 심각한 합병증을 예방하기 위한 목적이다. 이러한 합병증 중에서도 가장 중요한 것으로는 잘 아는 바와 같이 심혈관 질환, 뇌혈관 질환이 있다.

독자들도 고혈압과 당뇨약을 복용하는 것만으로 완치되었다는 말을 들어 본 적 있는가? 필자도 오랜 기간 의사 생활하면서, 약 복용 잘해서 완치되었다는 것은 들어보지를 못한 병이 고혈압과 당뇨 질환이다. 왜냐하면, 치료약이 아니기 때문에 평생 약을 복용하는 것이다. 단지, 증상을 컨트롤하는 것이다.

만약, 약을 중단 했다는 환자가 있다면 생활 습관을 바꾸었을 것이다. 올바른 식습관과 규칙적인 운동 습관이 생겼을 것이다. 생활 습관이 바뀌면 약을 줄이고 끊고 하는 것은 충분히 가능하다.

고혈압과 당뇨병의 합병증 중에 대표적인 것이 사망 원인 2위의 심혈관 질환, 4위인 뇌혈관 질환이다. 심뇌혈관 질환이 치료가 잘되면 다행이지만, 대부분 심각한 후유증을 남기게 되며 남은 삶은 장애인으로 살아가야 하는 고통스러운 질환이다. 본인뿐만이 아니라 가장 사랑하는 가족들까지 고통을 함께 짊어져야 하는 무서운 병이다.

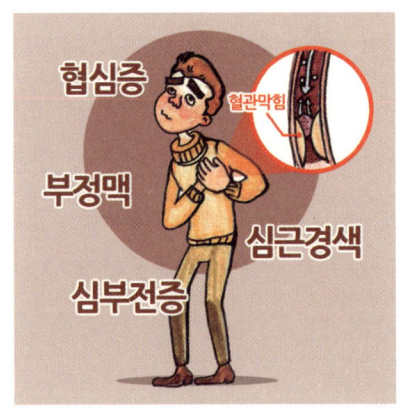 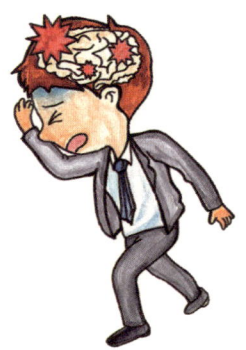

 또한, 각종 혈관성 질환 합병증 중에서 신장혈관에 문제를 일으키면 어찌 되나? 혈액투석이라는 끝 모를 고통의 나락으로 떨어지기도 한다. 나중에는 그마저도 여의치 않아지면, 신장이식을 받아야 하는데 이식 장기 공여자를 기다리는 과정도 엄청나게 고통스러울 것이다. 장기이식 이후에는 평생 면역 억제제를 복용하면서 거부반응에 대비해야 한다. 수술 이후의 삶도 순탄치 않음을 알 수 있다.

 이러한 이식수술은 거부반응을 줄이기 위해 사랑하는 가족들에게 신장 공여를 받는 경우가 대부분이다. 물론 두 개의 신장 중에 하나만 있어도 되는 것이지만 그 신장 공여 결정을 과연 자식들에게 쉽게 권할 수 있는 부모는 대한민국에 한 명도 없을 것이다.

 이렇듯이, 애지중지 키운 자식들을 난처하게 만들고 불효자로 만들 수 있는 상황이 생길지도 모른다. 상황이 이러한데도 여러 가지 사소한 이유로 인해 아직까지 규칙적인 운동을 하지 않고 있다면 지금 당장 생각을 바꾸어야 할 것이다.

사랑하는 자식들에게 신장을 하나 달라고 요구할 자신이 있는지 독자들에게 묻고 싶다. 지금 당장 운동하는 것 외에는 달리 방법이 없다.

필자가 너무 극단적인 경우를 예로 든 것 아니냐 하겠지만, 직업이 의사이다 보니 질병을 바라보는 시각이 일반인과는 사뭇 다르기 때문이니 이해하기를 바란다.

@ 흔한 근골격계 질환은?

만성질환 중에서도 근골격계 질환은 빼놓을 수 없는 중요하고 심각한 질병이다. 특히 고령사회를 준비하는 시기에 있는 중장년층들에게 근육감소가 대부분의 근골격계 질환의 일차적인 원인이 된다. 교통사고, 사업장 산재 사고 등과 같이 외상이 일차적 원인이 된 손상의 회복에도 평소의 근육량의 정도가 예후에도 많은 영향이 있다는 것을 밝혀 두고 싶다.

나이가 들어감에 따라 관절질환이 많아질 수밖에 없다. 오래 사용한 관절에 병이 생기는 것은 어쩔 수 없다라고 생각할 수도 있겠으나, 절대 그렇지 않다. 관절은 많이 사용하면 빨리 손상되고 적게 사용하면 안 아프고 오래 사용할 수 있는지 의문이 생기는 것이 당연하다. 일전에 전국 달리는 의사회 주최로 열린 세미

나에서 풀코스 마라톤 대회를 100회, 200회, 300회 달린 사람, 100km 울트라 마라톤을 100회 완주한 사람들의 CT, MRI 검사 결과 발표를 듣고 의외의 결과에 모두들 놀라워했다. 이렇게 어마어마한 거리를 달리고도 무릎관절 상태가 너무나 건강하다는 발표였기 때문이다.

일반인의 우려와 추측과는 상당히 괴리감이 있는 놀라운 결과였지만 필자는 당연하다고 생각한다.

마라톤 풀코스는 42.195km이다. 이런 먼 거리를 대회만 100회 뛰었다 하더라도 4,200km를 달린 것이다. 이렇게 100번의 대회를 제한 시간 내에 완주하기 위해서는 연습해 온 거리는 적어도 3~4배는 족히 될 것이다. 3배의 연습량으로 단순 계산해보면 12,600km는 뛰었을 것이고, 대회 100회 출전과 합치면 거의 17,000km 정도 된다. 지구 한 바퀴가 대충 42,000km 정도 된다. 100회, 200회, 300회 풀코스 마라톤 거리가 어느 정도 인지 짐작 가능할 것이다. 이렇게 뛰어도 건강한 무릎관절을 유지한다는 것은 보편적 상식으로는 설명이 안 되는 부분이 있지만, 바로 탄탄한 대퇴사두근과 햄스트링 근육의 근력이 그 해답이다.

관절은 관절 부위에 부착되는 탄탄한 근육의 힘줄에 의해 지탱된다. 때문에 지구 반 바퀴, 한 바퀴 이상을 뛴 사람의 무릎관절이 건강한 이유는 근력이 좋았기 때문이다.

이런 결과에도 여러분은 운동의 효과를 과소평가 할 수 있겠는가?

일상생활 속에서 자칫 잘못하면 다치는 관절 중에 어깨 회전근개가 있는데, 회전근개는 아주 약하기 때문에 조금만 방심해도 쉽게 다친다. 회전근개(Rotator cuff)를 덮어 감싸고 있는 삼각근(Deltoid)이 강하면, 회전근개 손상을 예방할 수도 있고 손상이 다소 있더라도 어깨를 움직이고 일상 생활하는데, 아무런 통증이나 운동장애 없는 경우도 많다.

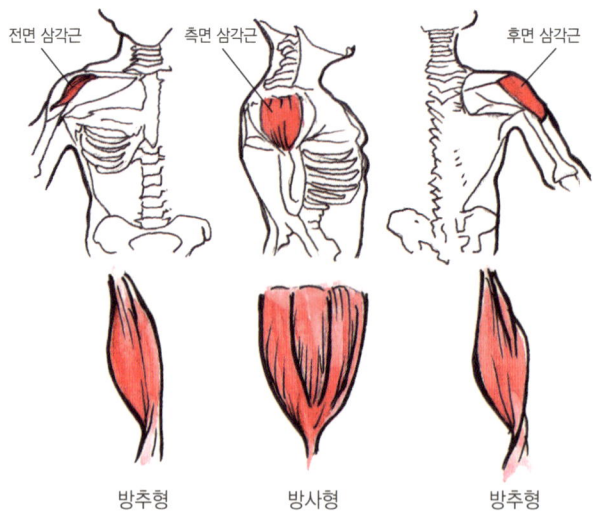

따라서 근골격계 질환을 예방하려면 근육운동을 반드시 해야 한다. 처음 운동하는 사람이라면 전문가의 조언을 반드시 구하도록 하자.

필자의 마라톤 동호회에서 경험한 사례를 소개하겠다. 동호회 모임 중 항상 꿇어앉아 식사하는 후배가 있었다. 선배들 앞이라 예의상 그렇게 앉는 것인가라고 처음에는 생각했지만, 오래전부터 고관절에 문제가 있어 꿇어앉을 수밖에 없다는 뜻밖의 말을 듣고 진료를 해보니, 원인 미상의 염증으로 유착성 고관절염 후유증 소견이 있었다. 그럼에도 운동을 하겠다는 의지가 매우 강하여 마라톤 동호회 활동은 누구보다 적극적이었다. 하지만, 쉽지 않은 도전이 될 것이라고 충분히 설명하고 체계적인 운동스케줄을 만들어 주었다.

매일 운동량을 기록하도록 하고 주간계획과 월간계획을 피드백해 주면서 운동강도를 점차적으로 올려 나갔다. 마라톤 동호회 입문 4년 후쯤 결국 풀코스를 완주하였다. 고관절 유착 때문에 항상 꿇어앉아야만 했던 환자가 마라톤 풀코스를 완주한 사례는 인간 승리였고, 체계적인 운동처방의 결과였다.

지금도 그 후배는 열심히 달리고 있다. 꾸준한 운동이 답이다.

@치매 예방도 운동이다

고령사회의 가장 큰 고민거리 중 하나가 치매이다.

잘 알다시피 치매는 서서히 진행되어 과거의 기억들이 차츰 사라져가는데, 병세가 악화되면 가장 소중한 사람들조차 잊어 가는 질병이다. 급기야 자신마저 잊어버려 생물학적으로는 살아 있으나, 자기 자신이 누구인지조차 잊어버릴 때 즈음이면, 이미 정신적으로는 사망한 것이나 다름없는 무서운 병이다.

장수 국가인 우리나라는 향후 치매 때문에 사회적 폭탄을 안고 살아가고 있다고 보면 될 것이다.

지금도 SNS를 통해서 부모님 실종신고 접수가 들어오는 것을 종종 볼 수 있지 않은가?

치매의 다양한 원인이 있고 이에 따른 운동처방이 각각 다르겠지만, 운동하는 사람과 운동을 하지 않는 사람의 뇌혈류량에서 현격한 차이가 난다고 알려져 있다. 운동이 뇌 건강에 좋은 영향을 준다는 연구 발표는 수없이 많다. 즉, 신체운동이 뇌 운동인 것이다.

운동은 여러 기억 중에서도 특정 기억의 향상과 더 밀접하게 연관되는 것으로 보인다. 꾸준하고 규칙적인 유산소운동과 근력운동은 전두엽 및 측두엽에 의해 조절되는 기억의 증가와 연관되어 있다. 실제로 운동에 의한 뇌 혈류량과 뇌 부피 증가가 특히 기억을 담당하는 해마 등에서 신경세포인 뉴런이 두드러지게 증가하는 것으로 연구 조사되었다.

필자의 경우도 생각이 복잡하고 정신적인 스트레스가 많을 때에 달리기를 자주 하였는데, 뛰고 나면 훨씬 머리가 맑아지고 판단과 결정이 간단명료해져 스트레스 해소에 상당한 도움을 받고 있다.

@신체 운동은 뇌 운동이다

나이가 들어 늙어 간다는 것은 대부분이 상실감, 박탈감의 연속이다. 세월이 흘러 자식들은 독립하여 떨어져 살게 되고, 가까웠던 친구들도 하나둘 병으로 떠나가고, 친인척들의 부고가 날아들며, 급기야 배우자까지 병들고 나의 곁을 떠나가는 것이 필연이며, 당연한 것이다.

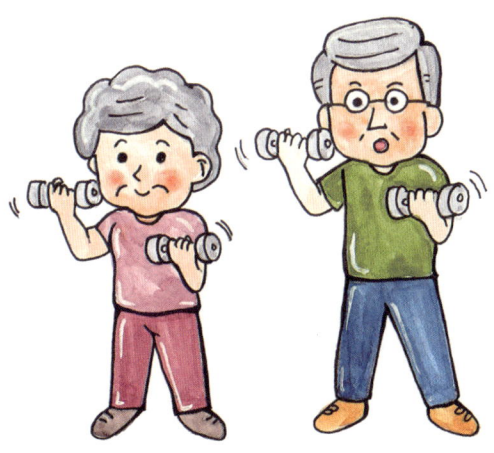

특히 현대를 살아가는 거의 모든 사람은 일인 가구라는 현실적인 문제에 대비하지 않으면 안 된다. 혼자 살아 가야 하는 세월이 누군가에게는 언젠가는 반드시 운명처럼 다가올 것이다.

노인에게 혼자 있다는 것은 고독함의 연속이다. 고독함이 불안감을 낳게 되고 불안감은 두려움을 낳고 그 두려움이 깊어지면 우울증으로 변하게 된다. 심한 우울증의 경우에는 말과 행동이 느려지고 어눌해지는 상태까지 가게 된다. 일반인이 볼 때는 마치 치매가 온 것처럼 느껴지기도 할 정도이다. 이러한 비정상적인 증상들이 갑자기 나타나 놀란 보호자가 부모님을 병원으로 모시고 오는 경우를 종종 경험했었다. 치매와는 구별되는 노인 우울증에서 흔히 나타날 수 있는 가성치매 증상이다.

인간은 사회적 동물이라 했다. 평소에 여러 가지 취미활동을 하면서 좋은 인적 네트워크가 있었더라면, 훨씬 우울증 예방에 도움이 되었을 것이다. 특히 운동 습관을 갖고 있었다면 육체적으로 건강함은 물론이고 정신적, 사회적 건강에도 상당한 도움이 되었을 것이다.

요즘 우리나라는 세계 어느 나라와 비교해도 뒤처지지 않을 정도로 운동 할 수 있는 사회적 인프라는 전국 곳곳에 너무나 잘 만들어져 있다. 운동 습관만 길러지면 일 년 내내 즐길 수 있는 실내 운동뿐만이 아니라 실외 운동시설이 잘 갖추어져 있다.

운동을 하는 경우 세로토닌, 도파민 같은 신경전달 물질이 증가한다는 의미 있는 연구보고서가 보여주듯이, 노인의 운동이 우울증 개선 효과가 있음은 이미 과학적으로 입증되어져 있다.

이런데도 운동을 안 할 텐가?

노년을 준비하는 운동은 네트워크도 중요하니 혼자 하는 운동보다 가급적 같이 할 수 있는 운동을 하자. 그리고 틈틈이 반드시 근력운동도 꼭 챙겨서 하기 바란다.

@운동 처방이 무엇인가?

병원에서 의사가 약을 처방하는 것처럼 이제는 운동도 처방에 의해 실행하자는 개념 정도로 보면 되겠다.

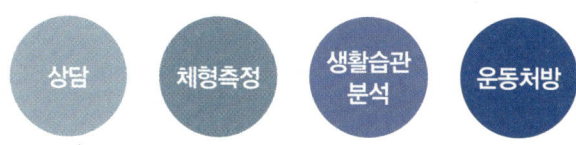

아직까지 제도적으로 정립되지는 못했지만, 운동처방사 자격증을 발급하는 단체들이 이미 여러 곳 생겼다. 이러한 자격증이 말해주듯이 운동처방에 대한 개념이 생겨나고 있다는 것은 상당히 고무적이다. 그러나, 현실은 관련 업종 간의 이해관계가 달라서 아직은 녹록하지 않다.

의학과 운동이 함께 융합되는 메디칼 스포츠가 하루빨리 자리 잡아야 젊은 미래세대도 살고 대한민국도 살 수 있다고 필자는 시종일관되게 주장해왔다.

프로 운동선수들도 과학적인 운동 프로그램을 도입하여 체계적으로 훈련을 시키면 각종 세계대회에서 금메달 획득 확률이 올라가는 것은 당연하지 않은가?

일반인들도 건강을 증진시키기 위해서 운동하는 경우에도 과학적이고 체계적으로 운동을 배워야 한다. 하물며 환자들에게 치료적 목적으로 시행하는 운동을 비과학적이고 주먹구구식으로 한다는 것은 이제는 상상할 수도 없는 일이다. 때문에 질환별 운동

처방이 반드시 제도적으로 자리 잡아야 한다. 그러나 아직 운동처방이라는 개념이 일반인에게 다소 낯선 것이 우리의 현실이다. 운동은 그냥 하면 되는 줄 안다. 아파트 주변, 동네 어귀를 무조건 걷기만 하면 운동한다고 생각하는 사람들이 많다. 질병을 예방하고 치료하기 위해서 과학적이고 체계적인 질환별 운동처방 메뉴얼이 빨리 도입되어야 한다. 이제는 더 이상 지체되어서는 안 되는 것이기에 제대로 된 운동 지침서가 나오기를 필자도 간절히 바란다.

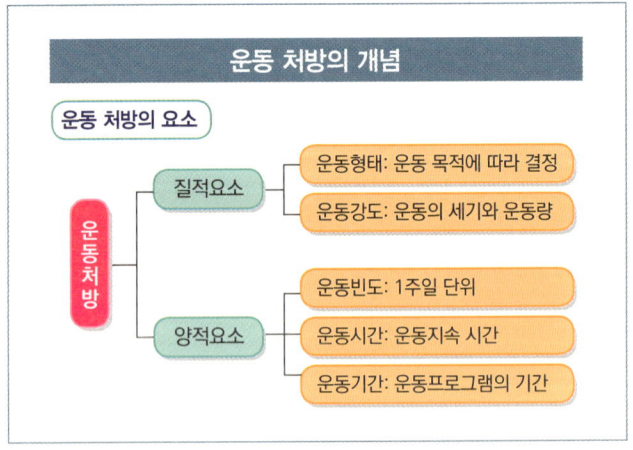

이 분야에 정부에서 관심을 갖고 청년들에게 의학과 운동을 융합한 교육을 실시하여 새로운 직업군으로 투자 육성해야 미래가 산다. 노인들이 건강해야 젊은 세대가 행복하다. 무슨 소린가 하겠지만, 부모의 건강이 자녀의 행복이고, 지역사회가 행복해야 국가도 행복해질 것이다. 급증하는 노인 의료비를 누가 감당하고 해결할 것인가? 필자는 제안하고 싶은 정책 아이디어도 많다. 부디 이 책을 읽는 독자들도 많은 관심과 지지 부탁드리는 바이다.

@제대로 된 맞춤형 운동을 하자

건강한 사람들에게는 운동은 건전하고 좋은 취미이지만, 환자들에게는 약이나 수술만큼이나 중요한 치료적 목적을 포함하고 있다. 이런 이유로 질환별 치료목적으로 환자들에게 하루라도 빨리 운동을 시켜야 한다. 반드시 질환별로 시행해야 할 운동이 있다. 반대로 주의해야 할 운동이 있고, 절대로 해서는 안 되는 운동도 있다. 때문에 운동은 필요하지만, 반드시 의학적 접근도 같이해야 한다.

의학과 운동은 공통적으로 인체를 베이스로 하고 있기 때문에 운동과 의학이 융복합된 의학 스포츠 전문가들이 하루빨리 교육 양성되어야 하는데, 다양한 직업군들이 서로 이해관계를 달리하기 때문에 쉽지는 않을 것이다.

환자들에게 운동을 시킬 때 우선적으로 건강평가를 반드시 해야 하고 절대적인 금기사항은 지켜야 한다. 잘 못 하면 안 한 것만 못한 것이 운동이다. 이러한 사실을 우리는 간과해서는 안 된다. 멀쩡한 관절을 잘못된 운동 때문에 일상생활에 지장을 초래하는 경우가 얼마나 많은가? 각종 마라톤 대회에서 심장마비로 인한 사망사고 뉴스도 심심찮게 보도되지 않던가?

> **건강평가**
>
> ■ 목적
>   • 병의 존재 유무 파악
>   • 질환 위험 정도 평가
>
> ■ 평가항목
>   • 신체활동을 해도 좋은지를 점검
>   • 질병의 징후와 증상 파악
>   • 관상동맥 위험상태 분석
>   • 피검자의 질병 위험 정도 분류

아래에서 질환별로 다루겠지만, 요추부 전방전위증의 경우 코어근육을 강화시켜야 되는데, 운동 방법이 잘못되면 오히려 증세를 더 악화시킬 수 있는 대표적인 질환이다.

이런 이유로 운동을 처음 시작하는 분이라면 반드시 전문가에게 배우기를 권한다. 운동 숙련자 일지라도 운동강도 조절에 실패하면 부상을 당하기는 마찬가지이다. 때문에 서서히 점진적으로 안전하게 운동강도를 올리기 위해서는 전문가의 조언이 꼭 필요하다.

@운동의 종류

대체로 유산소운동과 무산소 운동이란 용어는 흔하게 회자하는 용어이기 때문에 잘 알고 있을 것이다. 유산소와 무산소란 개념은 에너지 대사 과정에서 산소를 사용하느냐 사용하지 않느냐로 구별한다. 그러나 이 책에서는 복잡하고 지루한 운동생리학적인 개념을 소개하자는 것은 아니므로, 쉽게 저항성 운동과 비저항성 운동으로 분류하도록 하겠다. 흔히 근력운동이라 말하는 저항성 운동과 그 외 나머지 운동을 비저항성 운동 즉, 수영, 달리기, 등산 등등을 포함하는 심폐기능 강화할 수 있는 운동으로 나누기로 하자.

  우리가 운동처방을 할 때 이러한 분류에 따라 저항성 운동과 비저항성 운동의 시간 비율을 어떻게 나눌 것인지를 결정하는 것이 필요하다. 일반적으로 운동 전 스트레칭을 한 뒤 저항성 운동을 먼저하고 비저항성 운동을 뒤에 하는 습관을 들이자. 그리고, 충분한 스트레칭으로 마무리하는 것으로 하면 조금 더 효율적으로 지방을 분해시킬 수 있는 조건이 된다.

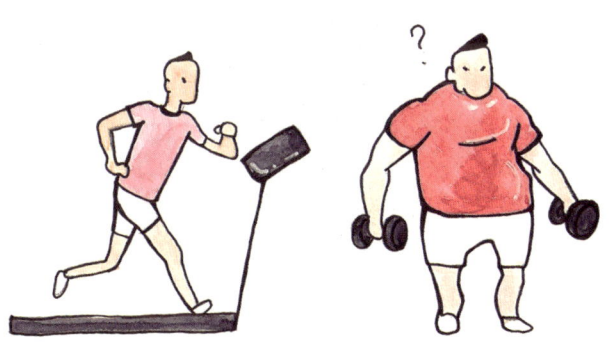

@등장성 운동, 등척성 운동, 등속성 운동이란?

체육을 전공한 사람들은 쉽게 이해할 수 있지만, 일반인들에게는 다소 생소한 개념일 것이다. 다양한 환자 관리를 위해서는 반드시 알아 두어야 할 개념이다.

● 등장성 운동(isotonic exercise)

흔히 근력운동을 할 때, 동일한 부하를 걸어 운동하는 것을 말하는데, 관절 운동범위의 처음부터 끝까지 운동 속도는 상관없이 일정한 무게로 움직이는 운동이다. 이때 덤벨(dumbbells), 바벨(barbells), 풀리(Pulleys)를 쓰기도 하고 팔굽혀펴기, 턱걸이, 윗몸 일으키기 등등으로 여러분들이 평소에 실행하는 운동으로 생각하면 된다.

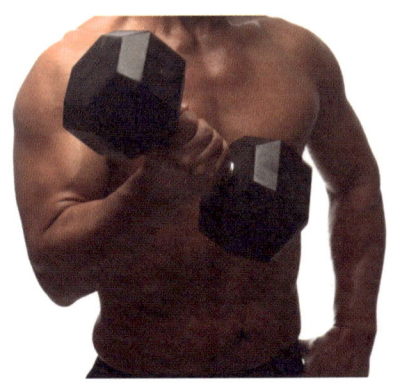

등장성 운동(Isotonic contraction)은 원심성 수축(신장성, 편심성, eccentric contraction)과 구심성 수축(동심성 수축/concentric contraction)

을 하는 근수축 형태인 등장성 수축(isotonic contraction)이라는 공통점을 가지는 물리적인 신체운동이다.

약간 혼란스러운 개념이지만 원심성 수축은 물건을 내려놓을 때 근육의 길이는 길어지지만, 늘어나는 반대 방향으로 근수축 작용은 일어난다. 구심성 수축은 물건을 들어 올리는 순간에 근육이 짧아지는 근수축을 말한다. 달리 표현하면, 등장성 운동(Isotonic Exercise)은 정적운동인 등척성 운동과 달리 동적 운동으로 장력(tension)은 일정하며 근육의 길이, 각도가 변화하는 것이다.

● 등척성 운동(isometric exercise)

등척성 운동(Isometric exercise)은 근육의 수축 중에 관절 각과 근육 길이가 변하지 않고 장력의 변화만 있는 근골격계 운동의 한 유형이다. 이러한 등척성 운동은 움직임의 범위가 없는 정적 위치에서 근수축이 수행된다는 점에서 특징적인 장점이 있는 운동 방식이다. 예를 들면, 홈트레이닝의 대명사인 플랭크 운동이 대표적인 등척성 운동이다. 플랭크 운동의 경우 근육의 각과 근육의 길이에는 변화 없이 장력은 증가되는 운동방식이다

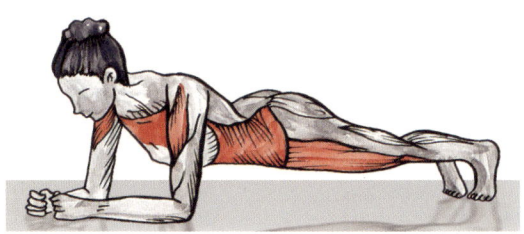

골절로 인해 깁스를 해야 하는 환자들에게 등척성 운동을 꾸준히 시켜보면 깁스 제거 후에도 근파워나 근력의 소실 없이 잘 유지되어 있는 것을 볼 수 있다.

운동은 상황에 맞게 하면 되는 것이다. 깁스를 한 상태에서 운동을 한다는 것이 다소 이해하기 어렵겠지만, 깁스를 했더라도 등척성 운동을 할 수 있다는 것을 이제 알았을 것이고 그 효과 또한 상당하다는 것은 이미 입증되어져 있다.
방법을 찾고 고안해 내면 할 수 있는 것이 운동이다.
무조건 할 수 있는 운동 방법을 찾아서 하자.
지금 당장 시작하자.

● **등속성 운동**(isokinetic exercise)

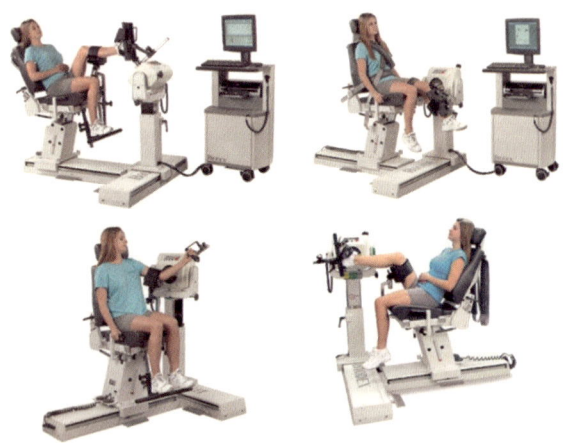

등속성 운동은 가해지는 힘과는 상관없이 등속성 장비를 활용하여 미리 정해진 각속도로 움직이는 운동으로 아령이나 역기 같은 자유 중량이 없으므로 무척 안전하며 관절의 운동범위의 처음부터 끝까지 최대한의 저항을 가할 수 있는 장점이 있지만, 장비 가격이 매우 고가이기 때문에 일반 운동센터에서는 구매하기가 쉽지 않은 것이 단점이다.

@ 운동의 4요소(FITT)

운동을 할 때 4가지 요소에 대하여 간단히 알아보자.
FITT는 Frequency(운동 횟수), Intensity(운동 강도), Time(duration/운동 시간), Type of exercise(운동의 종류)를 말하는데, 이 네 가지 중에서 가장 중요한 것은 운동의 강도이다.

● Frequency (운동 횟수)

운동 횟수를 뜻하는데, 가령 1주일에 몇 회 운동할 것인지를 결정하는 것인데 세계운동협회를 위시하여 각 나라마다 나름대로 정해진 운동 횟수들이 있다. 우리나라도 한국운동협회와 각 지자체들이 운동 지침서를 만들어 주 3회, 주 4회, 주 5회 등으로 운동 횟수 가이드라인을 결정한다.

● Intensity (운동 강도)

운동을 할 때 몸에서 효과적으로 반응하는 운동강도가 있다. 운동의 강도가 적당하지 않으면 운동의 효과는 거의 없다. 대체적으로 일상생활 정도의 움직임은 에너지 소모는 되지만, 운동의 효과가 거의 없다. 우리는 일상생활 하는 것을 운동이라 표현하지 않는 이유는 운동강도가 약하기 때문이다.

운동의 강도는 저강도, 중강도, 고강도, 초고강도로 편의상 나누기로 하고, 일상생활 하는 것은 저강도로 이해하면 되겠고, 필자는 최소한 땀이 약간 흐르는 중고강도 이상을 권고한다.

● Time (duration, 운동 시간)

이것은 한번 운동할 때 어느 정도 시간 동안 지속적으로 운동할 것인지를 결정하라는 것이다. 운동 지속시간을 설정할 때, 최소 30분 이상은 지속할 것을 권고한다.

가령 예를 들면, 지자체에서 발표한 3. 3. 7 운동법은 1주일 동안(7일) 3회 이상 30분 이상 운동하자는 슬로건이다.

● Type of Exercise (운동의 종류)

운동의 Type이라는 것은 저항성 운동과 비저항성 운동의 비율을 어떻게 할 것인지를 결정하고자 하는 것이다.

운동의 종목을 정하는 의미가 아니라, 유산소 무산소 운동의 비율을 어떻게 가져갈 것인지를 구분하는 것이다.

가령 1시간 운동한다고 정해지면, 저항성 운동을 30분 비저항성 운동 30분처럼 구분하여 운동의 시작과 마무리로 나누어 보자.

@비만 환자에게 체지방 감소를 위한 운동법

요즈음 우리가 가장 흔히 하는 대화 중 하나는 다이어트, 살과의 전쟁 이야기일 것이다.

그러나, 맛있는 것도 너무 많다. 넘쳐난다. 맛집도 전국 방방곡곡에 찾아가기 쉽게 방송을 통해 연예인들이 맛깔스럽게 깨알 같이 소개해준다.

먹방도 인기다. 포탈을 검색하면 초행길이라도 한 번에 찾아갈 수 있도록 정말 친절하게도 자세히 안내해 주고 있다. 파워 블로그들의 활동도 만만치 않다. 이렇듯이 넘쳐나는 맛집과 먹방 유혹들로부터 여러분들을 어떻게 지켜 갈 것인지 생각하면 앞이 캄캄하다.

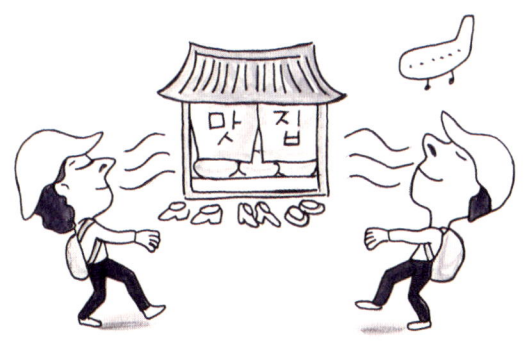

구글-여락재자료실 참조

먹고 남는 것은 모두 지방으로 축적되는데, 성인병 원인의 주범이 지방이기에 반드시 지방은 최대한 줄여나가야 한다. 하물며 비만한 사람은 암 발생률도 높다고 하는 것이 의료계의 정설이다. 살 빼는 약, 지방흡입술, 단식원 등등 다양한 치료 방법들부터 시작하여 무엇을 어떻게 먹어야 살이 빠지는지에 관한 이야기로 일상의 대화가 넘쳐난다.

그러나, 비만 치료제, 살 빼는 보조식품으로 여러분들이 원하는 비만을 절대 해결할 수 없다. 물론 일시적인 효과는 분명히 있겠지만, 약을 복용하다가 중단하면 100% 다시 원위치 되는 요요현상을 경험하게 될 것이다. 그렇다고 평생 다이어트약을 복용할 수는 없는 일이기 때문에 절대로 약에 의존하지 않도록 하자.

대표적인 비만 약물의 부작용으로는 교감신경을 흥분시킴으로 인해 안절부절 못하기도 하고 숙면을 취하지도 못하고 매우 불안한 상태가 된다. 게다가 가슴 두근거림, 혈압상승, 불쾌감, 메스꺼움, 소변 횟수 증가, 흥분, 설사, 변비 등이 있다.

필자도 비만 때문에 고민하는 사람들에게 제한적으로 비만 치료제를 처방하기도 한다. 그러나 필자가 약 처방 하는 경우는 (초)고도 비만의 경우 운동을 시작하는 것 자체가 힘들 정도의 체중 탓에 자칫 잘못하면 자신의 몸무게 때문에 운동 부상이 발생할 수 있는 위험이 있는 경우로 제한하고 있다. 따라서, (초)고도 비만 환자에게 운동을 시작하기 위한 동기부여의 한 방법으로 일시적으로 처방하여 주는 경우는 있지만 매우 제한적이며, 약물 복용 기간을 최대한 빨리 중단하는 것을 원칙으로 해 왔다. 약물에 의존해서는 안 되기 때문이다. 밝혀지지 않은 약물의 부작용까지 고려한다면 반드시 엄격한 통제를 해야 하고, 최소한의 기간만 사용하는 것을 원칙으로 하자.

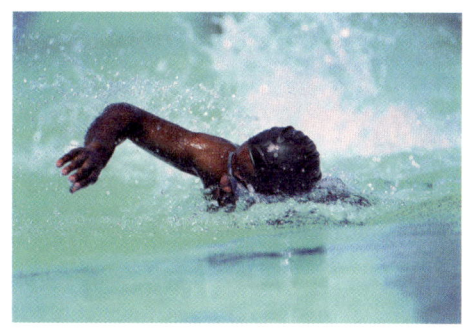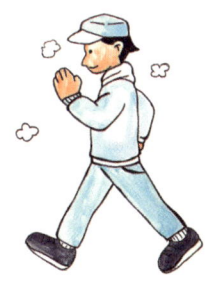

우선 체지방을 줄이기 위한 운동으로는 땀이 흐를 정도의 운동강도로 30분 이상의 파워워킹, 가벼운 조깅, 수영 등과 같이 체중 때문에 관절에 무리가 가지 않는 범위 내의 운동이어야 한다. 당연히 근력운동도 병행해야 하는데, 전문가의 도움을 받아서 월간계획, 주간계획으로 운동계획을 꼼꼼하게 세울 것을 권고한다. (초)고도비만자의 운동은 절대로 의욕이 앞서면 안된다. 운동은 루틴이 되어야 하고 평생 건강관리를 위해 최우선적으로 습관이 되어야 한다.

@요요현상

여러분들 주변에 살을 빼기 위해 다이어트 했던 사람이 요요 현상 없이 성공한 사례들이 많지 않을 것이다.

적게 먹거나 굶으면서 성공한 다이어트는 다시 원래의 습관대로 먹기 시작하면 반드시 요요현상 때문에 다이어트는 실패한다.

결론부터 말하면 <u>지속 가능한 방법이 아니면 무조건 다이어트는 실패한다. 좋은 운동 습관은 평생 지속 가능하다. 따라서 운동이 답이다.</u>

인체에서 위장의 크기는 음식량에 따라서 늘었다 줄었다 할 수 있는 기관이다. 그래서 우선적으로 일회 식사량을 줄이고 식사 횟수를 늘려나가면 공복감도 적게 느끼고 위장의 크기도 자연스럽게 줄어들면서 적응될 것이다. 다이어트도 일상의 자연스러운 습관이 될 때 요요현상이 생기지 않는다. 음식 습관 역시 적어도 6개월 이상의 기간을 두고 먹는 것에 스트레스 받지 말고 천천히 조절하기를 권한다. 모든 것은 습관 들이기에 좌우된다. 좋은 운동 습관과 식습관이 여러분들의 건강백세를 보장해 줄 것이다. 믿어도 좋다.

대부분의 사람들은 체중을 줄이겠다고 마음먹으면, 먹는 양을 급하게 줄이기 시작한다. 특히 탄수화물을 줄이겠다는 생각으로 주식인 밥의 양을 줄이는 것으로 다이어트 하기 시작한다. 물론 비만을 컨트롤하기 위해 음식량을 줄이고 칼로리를 줄이는 것도 필요하다. 그러나, 안 먹는 것이 아니라 음식의 종류를 변경해야 하고, 소화 지수를 고려한 식단으로 배고픔을 적게 느낄 수 있도록 해야 하고, 저칼로리 식품으로 식단 짜는 것도 한 방법이다.

우리나라의 음식문화는 탄수화물 비중이 너무 높다.
성인의 경우 탄수화물:단백질:지방의 황금비율은 6:2:2를 권장한다. 탄수화물의 비율이 70%를 넘어가는 사람은 비만, 당뇨, 대사증후군의 위험이 높아진다.
대체적으로 한국인 식단의 탄수화물 비율이 60~65% 정도이고 단백질 섭취가 많이 부족하다. 나이가 들어가면서 근육감소증을 예방하기 위하여 탄수화물:단백질:지방 비율을 5:3:2로 탄수화물 비율을 줄이고 단백질은 늘려 주면 이상적이다.
단백질과 탄수화물의 칼로리는 거의 비슷하기 때문에 비율을 바꾸어도 섭취되는 열량 차이는 없다고 보면 되겠다.

학자들마다 견해 차이가 있기에 칼로리만으로 식단 짜기를 설명하기 어려운 부분도 있으나, 현재까지의 대세는 저칼로리 식단으로 가는 것이 맞는 것 같다. 또한 근육을 키우기 위해 필자는 고단백 저지방 식단을 추천하지만, 최근에는 고지방 다이어트, 황제 다이어트 등등 다양한 다이어트 방법이 거론되기도 한다. 과연 어느 방법이 지속 가능하고 건강한 다이어트일 것인지 고민이 된다. 이것 또한 논란이 되지만, 필자는 대세를 따르기를 권한다.
그러나, 결론은 운동을 병행하지 않는 다이어트는 무조건 실패

한다. 왜냐하면, 운동은 습관만 길러지면 평생 재미있게 할 수 있는 것이다. 그러나 맛있는 음식을 어떻게 평생 줄여가면서 행복할 수 있겠는가? 인간의 본능 중에 제일 우선하는 것이 식욕이지 않나? 맛있는 음식 앞에서 여러분들은 평생을 인내할 자신이 있겠는지 상상을 해보자. 이것은 고통이다.

세상에 맛난 음식은 넘쳐나고, 24시간 야식이 배달되는 각종 배달업체와 배달앱의 종류도 너무 많다.

이렇게 유혹이 많은 환경에서 과연 먹는 것을 언제까지 참을 수 있겠는가? 평생 식욕 본능을 억누를 수 있겠는가? 먹고 싶은 것을 먹어가면서 에너지 소모량을 늘려 나가는 방법이 훨씬 스트레스를 적게 받을 것으로 생각한다.

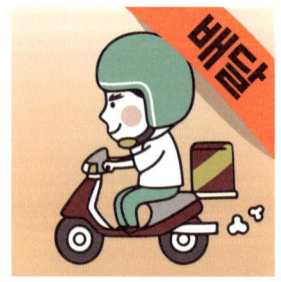

www.donga.com 참조

운동 습관만 길러지면 모든 것이 해결될 텐데 왜 운동을 안 하는지 정말 안타깝다.

식사 습관에 관련된 팁을 소개하겠는데, 어렵지 않으니 반드시 지키기를 당부한다.

● **일회 식사량을 줄여라.**

　맛있다고 위장에 부담이 갈 정도로 먹기 시작하면 위는 늘어나게 된다. 이러한 일이 반복적으로 일어나면 위하수 증상이 생기고 위장뿐만이 아니라 소화 장기 전반에 연쇄적인 문제를 야기한다. 한 번에 많은 식사량으로 인해 남는 에너지는 내장지방으로 축적이 될 것이다. 이런 탓에 여러분들의 몸은 서서히 병들어 갈 것이다.

　따라서 평소 포만감을 느낄 때까지 먹는 습관보다는 위장을 70~80% 정도만 채울 정도의 식사량을 권장한다.

● **식사 시간을 충분히 여유 있게 가져라.**

　무엇을 먹느냐 만큼이나 중요한 것이 어떻게 먹느냐이다.

　우리나라 사람들은 식사 시간이 서구에 비하여 많이 짧은 편인데 90% 정도가 15분 이내에 식사를 끝낸다고 한다. 특히 5분 이내에 식사를 끝내는 사람들도 상당히 많다고 조사되어 있다. 식사 시간이 5분 이내인 집단과 15분인 집단을 비교한 결과 비만 위험은 3배, 당뇨병은 2배, 고지혈증 위험은 1.8배, 지방간 위험은 23배 높게 나타났다.

　때문에 천천히 꼭꼭 씹어 먹는 습관을 들여야 할 것이다. 빨리 먹는 습관은 혈당을 급격히 상승시키고 남는 에너지 때문에 체내 지방 축적이 훨씬 빨라질 것이다.

　음식은 최소 30번 이상 충분히 씹고, 가능한 30분 이상 천천히 여유 있게 즐거운 마음으로 식사하라고 조언하고 싶다.

음식을 잘 씹지 않고 빠른 속도로 섭취하면 많은 공기를 음식물과 함께 삼키게 되므로 인해 위장은 급속도로 팽창하게 되고 자꾸 위장이 늘어나게 될 것이다. 그러면, 공기로 인해 높아진 위장의 압력을 낮추기 위해 잦은 트림을 하게 된다. 이로 인해 위산이 역류하여 역류성 식도염이 생길 수도 있다.

음식을 씹는 저작 활동을 할 때 대뇌피질이 자극되고, 뇌로 가는 혈류를 증가시켜 뇌세포에 충분한 산소와 영양소를 공급함으로써 치매에 걸릴 위험을 낮출 수 있다는 연구보고도 있다.

● **단맛이 강하게 나는 음식은 가급적 피하자.**

왜냐하면 결국 이것은 설탕을 너무 많이 가미한 음식일 것이기 때문이다. 여러분들이 섭취한 음식 중 탄수화물은 소화가 되면 모두 당으로 변화되어 흡수되기 때문에 이미 충분한 당을 섭취하고 있다고 보아야 한다. 단지 음식의 맛을 좋게 하기 위해 설탕을 사용하는데 미각은 만족할지 모르지만, 건강에는 전혀 도움이 되지 않는 것이 단맛이다. 이제부터 단맛에 길들여진 습관을 없애기 위해 꾸준히 노력해야 한다.

● **가급적 염분은 적게 섭취하자**

단맛, 짠맛, 매운맛이 적절하게 혼합되면 정말 여러분들의 입맛을 자극하는 감칠맛이 된다.

인체의 체액은 0.9%의 염도가 정상 농도이기 때문에 소금을 안 먹어도 문제가 생긴다. 그러나 여러분 대부분이 소금을 적게 먹는 것이 걱정이 아니고 많이 먹기 때문에 문제가 생긴다. 여러분들이 운동 중 흘리는 땀에 짠맛이 나는데, 땀으로 염분이 배출된다는 것이다.

그런데, 혀의 미각을 만족시키기 위해 달고 맵고 짠 음식을 먹을수록 여러분들 몸의 체액은 0.9% 이상으로 염분 농도가 상승하게 된다. 이런 고농도 염분을 희석하기 위해 수분이 필요하게 되고, 하루 필요량 이상의 물을 마시게 될 수밖에 없다.

물론 하루 필요량 이상 마시는 물은 신장을 통해서 대부분 정상적으로 배출이 된다. 그러나 일부는 체액을 증가시켜 체중이 올라가고 혈압도 상승시킨다. 결국은 짜게 먹는 습관이 비만과 고혈압의 원인이 된다는 설명이다.

@넘쳐나는 다이어트약

더 이상 다이어트약의 유혹에 빠지지 말자

필자도 의사 생활을 하면서 제한적이긴 하지만 비만 치료제를 처방해주었다. 모든 약물에는 독성이 있기 때문에 적당한 용량과 적절한 투약 기간을 넘어서면 본래의 독성으로 예상치 못한 부작용을 초래하게 된다.

아래의 그림과 같이 우리가 복용하고 있는 다이어트약은 대체적으로 식욕억제제, 열 생산 촉진제, 탄수화물 흡수억제제, 포만감 증가제, 지방 연소 증가제, 지방 대사 활성제, 변비치료제 등등으로 구분하여 의사들은 비만 환자들의 상태를 면밀히 체크해가면서 처방하게 된다.

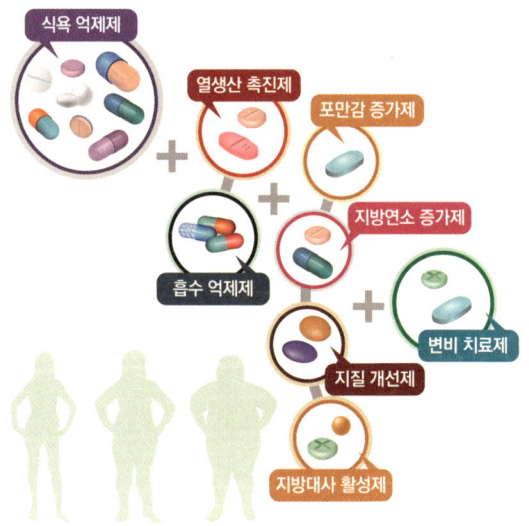

비만 탈출을 위해 마음먹고 시작한 다이어트인데, 약물에 의존하는 방법은 운동처방을 전문으로 하는 필자의 입장에서는 절대 하지 말라고 권하고 싶다.

약을 복용하면 식욕 저하가 오고 탄수화물 흡수를 막아주고 지방 배출을 증가시켜주고 교감신경을 자극하여 기초대사량을 올려주기 때문에 분명히 효과는 있다. 그러나 사람에 따라서는 심각한 약물 부작용이 생길 수도 있다. 그리고 지속 가능한 방법이 아니기 때문에 언젠가는 약을 끊어야 한다.

운동하지 않고 식사조절과 다이어트 약물만으로 체중 조절을 하는 것은 정말 어리석은 방법이다. 요요현상 동반은 필연적이며 이런 과정을 몇 차례 반복하게 되면 근육은 빠져 있고 지방만 남아있는 최악의 몸 상태가 될 수 있음을 독자들은 잘 알기를 바란다.
절대로 운동을 병행하지 않는 체중 조절은 금물이다.

@지방을 줄이는 호흡교환율

지방세포는 만성적으로 염증을 일으키는 원인이 되고 모든 질환의 근원이 된다. 하물며 암 발생률도 높이고 있다. 특히 내장지방의 경우에는 더욱 그러하다. 내장지방이 많은 사람은 횡격막을 밀어 올려 심폐기능에도 급격한 영향을 입히게 되고 뇌압이 올라가는 원인이 되기도 한다.
게다가 내장지방이 많은 사람이 쪼그려 앉기라도 한다면 이러한 증상은 훨씬 심하게 느껴질 것이다. 복부 비만은 남녀불문하고 중년의 나이가 되면 나잇살이라고 말할 정도로 주변에서 흔히 볼 수 있다. 이제부터는 더 이상 나잇살이라 쉽게 넘기지 않기를 바란다.

당장 지금부터 무조건 지방은 제거하자. 지방을 가장 많이 태우는 운동법은 중고강도의 강도로 적어도 30분 이상 운동하기를 권고한다.

$$RER = \frac{VCO_2}{VO_2}$$

호흡교환율	지방 %	탄수화물 %
0.70	100	0
0.75	83	17
0.80	67	33
0.85	50	50
0.90	33	67
0.95	17	83
1.00	0	100

호흡교환율(RER-respiratory exchange ratio)이라는 개념이 있는데, 흡입한 산소량 대비 이산화탄소 생성 비율이다. 중고강도의 운동량이 RER로 대비하면 0.70일 때 지방을 가장 많이 태우는 운동강도이다. 몸에서 땀이 송글송글 맺힐 정도의 강도로 30분 이상 운동을 하는 것이 좋다.

@흔들리는 것은 지방이다

여러분들 몸속 구석구석 자리 잡고 있는 흔들리는 지방 때문에 옷맵시가 어떤가?

내 마음에 드는 옷이 없는 것이 아니라 여러분들의 체지방 때문에 입을 수 있는 옷이 없는 것이다.

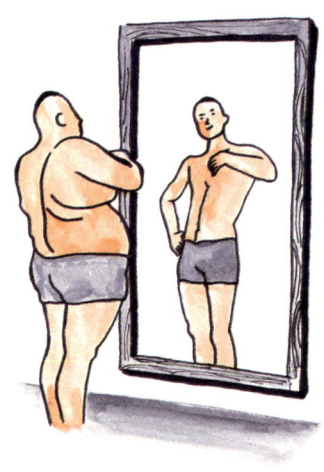

 적당한 지방은 건강을 유지하는데 전혀 문제 되지 않지만, 불필요하게 많은 지방이 여러분들의 몸을 망치게 하는 주요인이다.
 우리 몸의 체내지방은 피하지방, 내장지방, 이소성 지방으로 나눌 수 있다. 이소성(異所性/Ectopic) 지방은 내장지방 중에서 제3의 지방이라고 일컬어진다. 이는 정상적으로 있어야 할 위치를 벗어나 다른 장소로 이동되어 쌓여 있는 지방을 말한다. 간에 쌓이면 지방간이 되고, 췌장에 있으면 인슐린의 분비 능력이 저하 되고 근육에 쌓이면 인슐린 저항성이 높아지고, 그 외에도 심장혈관에 쌓이면 관상동맥질환의 위험도가 높아지고 신장에 쌓인 지방 탓에 신기능 저하의 원인이 되기도 한다. 하물며 목에 있는 혈관근육에 쌓인 지방은 뇌로 가는 혈류량을 감소시켜 인지기능저하 및 치매로 이어진다는 연구 결과도 있다.
 이렇게 이소성 지방이 많아지는 이유는 너무나 간단하다. 섭취하는 열량에 비해 골격과 근육량이 적고 운동량이 적어 에너지 소모량이 적은 탓이다. 따라서 이소성 지방 자체만으로 모든 염증과 질병의 원인이 되고 암 발생률도 높인다 했으니 무조건 운동 습관을 들여야 한다. 명심하시라.

넘쳐나는 페스트 푸드 때문에 초고도비만인 사람들을 요즘 심심찮게 볼수 있다. 비만한 사람들은 우선 피부부터 각종 염증성 질환 탓에 온몸에 거뭇거뭇한 피부 흉터가 많이 보일 것이다. 안으로 들어가면 각종 염증성 질환으로 몸 전체는 고생하고 있을 것이다. 내장지방 때문에 지방간이 생기고, 췌장에 쌓여 있는 지방 때문에 당뇨병을 앓게 되고, 고지혈증으로 혈압도 상승되어 있을 것이다. 아파트 계단은 숨이 차서 엘리베이트를 이용하지 않고는 걸어서 올라 갈 엄두도 못 낼 것이다. 여름철이 되면 땀으로 항상 옷이 젖어 있고, 비만한 사람의 땀 냄새가 슬림한 사람들과는 왠지 사뭇 다른 느낌이 드는 이유는 왜일까? 근육질의 핏한 몸에서 흘러내리는 땀은 오히려 멋있게 보이는 이유는 뭘까? 초고도비만자의 살쳐짐과 튼살을 보면 느낌이 어떤가?

물론 초고도비만도 질병일 수 있으나, 평소 생활 습관을 바로잡아 보겠다는 마음가짐부터 부족하지 않나 싶다.

자신과의 싸움에서 이겨야 한다. 우스갯소리지만 아무리 평화주의자라도 자신과의 싸움은 매일 매일 해야 하고 반드시 이겨야 한다.

지금 당장 운동하자. 특히 중고강도로 30분 이상 트레이닝하는 것이 선택적으로 체지방을 줄이는 운동법으로 매우 효과적이라 이미 설명하였다. 운동은 일단 재미있게 할 수 있어야 하고, 본인의 체력과 신체 상황에 맞추어야 한다. 그렇게 해야만 운동을 꾸준히 지속적으로 할 수 있을 것이고 운동 손상을 예방할 수 있다. 우선 초고도비만인 사람은 수영장 같은 곳에서 부력을 이용한 운동을 시작하는 것도 좋은 방법일 것이다.

비만이 심한 분들은 일시적이지만 비만 약물 복용도 검토해볼 수 있다.

@체중 증가와 근골격계 손상

체중이 증가되면 반드시 관절에 부담을 주게 된다. 근파워와 근지구력에 따라서 지탱할 수 있느냐, 아니면 문제가 발생되느냐가 결정된다. 필자는 어떤 운동을 하던 본인이 선호하는 운동을 하라고 늘 말해왔다. 그러나 반드시 근력운동을 병행하라는 이유는 근육량과 근육의 밸런스가 근 골격계 질환예방과 치료에 필수 요소이기 때문이다.

처해진 환경에 따라서는 관절에 가해지는 체중 하중이 많게는 체중의 6배까지 전달된다. 내리막길에서 빠른 속도로 달리는 경우라던지, 피겨 스케이팅 선수의 트리플악셀을 시도할 때 순간적으로 발목부터 허리까지의 관절에 가해지는 충격을 상상해 보라. 단련되지 않은 근육이라면 이런 엄청난 하중을 과연 버틸 수 있을까?

　근육을 강화시키는 방법으로는 근파워의 증가와 근지구력의 향상이다. 이 두가지 모두 균형감이 있어야 근골격계 질병을 예방하고 치료에 응용할 수 있다.

　단지 근육량이 많다고 근골격계 질환이 예방되고 치료되는 개념이 결코 아니다. 근육의 적절한 밸런스가 관절을 반듯하게 지탱하고 하중을 분산시키는 데 더 효과적이다.

　많은 보디빌더들이 근골격계 질환으로 고통받고 있다는 것은 건강한 근골격을 위해서는 근육의 양보다 오히려 밸런스가 더 중요하다는 방증이다. 이들이 근육량이 부족한 것은 아니지 않겠나?

@현대인의 문제 많은 식단

　현대인들의 삶은 패턴 변화가 너무 빠르기도 하고 다양하다. 늦어지는 초혼, 증가하는 이혼율, 최근에는 혼인생활을 졸업했다는 의미로 사용되는 졸혼하는 사람까지 생겨난다. 이런 다양한 이유로 1인 가구가 점점 늘어나다보니 맛깔스럽게 집밥을 하더라도 같이 먹을 가족이 없어지고 있다.

　혼자 사는 사람들은 여러 가지 이유로 점점 식습관이 간편식, 패스트푸드, 밀키트 등으로 간소화되어 가고 있다. 게다가 가까운 거리에 즐비한 야식 판매, 24시간 배달되는 배달문화, 독자들의 입맛을 자극하는 맛난 음식들이 넘쳐나는 세상을 살아가고 있다.

비만한 사람들의 식습관을 살펴보면 불규칙한 식사, 잦은 회식, 늦은 저녁 식사, 게다가 야식까지 먹는 식습관이 문제이다. 많이 먹기도 하지만 급히 먹는 습관도 있다. 직접 손수 만든 음식보다는 손쉽게 구입할 수 있는 정크푸드 위주의 식단 일색이다. 시중에 흔히 판매되는 음식은 건강을 고려했다기보다는 최우선적으로 맛에 더 치중한 음식이다 보니 문제가 많다.

모든 음식점이 그런 것은 아니겠지만, 특히 맛있다는 음식에는 잘 알다시피 대체적으로 단맛, 짠맛, 매운맛이 얼마나 혼합되어 있느냐가 결정한다. 특히 설탕, 소금, 매운 향신료(고추장 등등)가 듬뿍 들어간 음식을 먹으면 미각은 만족되지만 우리 몸은 짠맛, 단맛, 매운맛으로 고통받게 된다는 사실을 알아야 한다.

필자는 몇 개 과정의 조리사 수업을 들었던 적이 있는데, 대표적인 대중 음식 중에 양식에 들어가는 버터량을 보고 깜짝 놀라지 않을 수 없었다. 버터야말로 그 고유의 향과 독특한 풍미를 느껴 미각을 아주 부드럽게 하는 극강의 맛을 지니고 있으나, 혈관성 질환을 악화시키는 주범일 것이기에 걱정이 되었다.

양식조리 수업 후 설거지를 해보면 엄청난 양의 세제를 사용하고 뜨거운 물로 씻어 내지 않으면 잘 지워지지 않는 것을 볼 수 있다. 이러한 버터가 혈관에 들어가면 어떨까? 여러분들이 먹고 싶은 음식을 마음 놓고 먹으려면 반드시 운동하시라. 운동만 한다면 어떤 종류의 음식이라도 걱정하지 않아도 된다.

언젠가 미국에서 맥도널드 햄버거를 하루에 2개씩 50년 동안 먹은 사람의 해외뉴스를 본적이 있다. 물론 이렇게 패스트푸드를 매일 같이 주식으로 먹는 것은 절대 옳지 못하지만, 아무튼 이 사람의 경우는 햄버거가 너무 맛있어 처음 먹어보는 순간 죽을 때까지 햄버거를 매일 먹겠다는 약속을 자신과 했다 한다. 50년 동안이나 일반적으로 권고하지 않는 패스트푸드를 먹고 건강에 별 문제 없는 이유는 매일 10km 이상을 걸었다는 것이다. 그리고 죽을 때까지 자신이 이토록 좋아하는 햄버거를 마음대로 먹기 위해 꾸준히 운동할 것이라는 말도 덧붙였다.

운동의 중요성을 강조하다 보니 지구 반대편의 흔치 않은 에피소드까지 소개하게 되었는데, 아무튼 좋아하는 음식을 적당량 먹어가면서 운동만 병행한다면 건강에 큰 문제 없이 살아갈 수 있다는 것을 의미한다. 결국은 운동을 통해서 에너지 대사를 원활하게 유지한다면 체지방으로 고민하는 성인병 질환의 발생빈도는 확연하게 감소할 것이다.

@식욕 조절 호르몬, 렙틴(Leptin)과 그렐린(Ghrelin)

식사한 지 4~5시간이 넘어가면 배가 고프다는 느낌이 들고, 식사 후 20분 정도가 되면 배부르다는 느낌이 든다. 이처럼 식욕에 관여하는 호르몬으로 렙틴과 그렐린이란 것이 있다.

그렐린(식욕)과 렙틴(포만감)이 작용함으로써 배고픔과 포만감을 느껴 음식을 섭취 또는 중단함으로써 에너지 대사의 항상성(homeostasis)유지 기능을 하는 식욕조절 호르몬이다.

● 포만감을 느끼게 하는 렙틴(Leptin)

렙틴 호르몬은 지방세포에서 분비되는 식욕 억제 단백질로써 식사 후 20분 이후부터 분비된다. 뇌를 자극해 포만감이 들게 하고 적정량의 식사를 할 수 있도록 조절하는 기능을 한다.

렙틴 호르몬이 분비되면 시상하부의 포만중추가 자극돼 포만감이 들게 된다. 그러나, 과식을 습관적으로 하는 사람의 경우 렙틴 호르몬에 무감각해지는데, 이를 '렙틴 저항성'이라 한다. 렙틴 저항성 상태가 되면 포만감을 느끼지 못하고 계속해서 먹게 되기 때문에 결론적으로 비만한 사람일수록 렙틴 저항성이 높다.

렙틴 호르몬은 식사 후 20분이 지나야 분비되기 때문에 20분 이상 꼭꼭 씹어 밥을 먹기를 권고한다. 때문에 식사 시간이 짧으면 필요량보다 많이 먹을 가능성이 있다. 또한, 혈당지수가 낮은 음식인 현미잡곡밥, 콩류, 통밀빵 등과 같이 포만감을 오래도록 유지하는 음식을 추천한다. 당도가 높은 음식은 렙틴 저항성을 높이는 음식이니 피하는 것이 좋겠다.

렙틴 호르몬이 제대로 분비되게 하려면 스트레스를 제때 해소해야 한다. 스트레스 호르몬인 코르티솔 수치를 줄이고 식이섬유, 오메가3, 닭가슴살, 신선한 채소, 견과류, 생선 등의 섭취를 늘리는 것이 좋다. 또한, 렙틴은 지방이 축적될 때 분비돼 지방의 연소와 분해를 돕는 작용도 한다.

● 배고픔을 느끼게 하는 그렐린(Ghrelin)

그렐린은 렙틴과 정반대의 역할로 식욕을 촉진하는 호르몬이다. 그렐린은 위장에서 분비되는데, 배가 고플 때 뇌에 공복을 알리는 역할을 한다. 따라서 배가 고플 때는 분비량이 크게 늘고 배가 부르면 분비량은 급격히 감소한다. 그렐린 분비량은 사람마다 다르지만, 평소 식사량이 많아 위가 커진 사람은 그렇지 않은 사람에 비해 그렐린 분비량이 많아서 더 많이 먹어야 식욕 촉진 호르몬을 중단시킬 수 있게 된다. 결국은 소식하는 습관이 위장의 크기를 작아지게 하고 그렐린 분비량도 줄어들어 체지방을 줄이는 데 중요한 포인트가 된다.

그리고, 잠이 부족하여 스트레스를 받는다든지, 불안과 우울 증세가 나타나면 그렐린 분비량은 늘어난다. 따라서 잠을 충분히 자면 배고픔을 덜 느끼게 되고 비만에도 도움이 된다.

결론적으로 스트레스를 받으면 자율신경인 교감신경을 자극하여 에너지 소모가 많아지게 되고, 그렐린분비 증가, 렙틴분비가 감소되어 심리적 허기를 달래기 위해 폭식하게 될 가능성이 높아 진다.

@우리나라 운동인구

선진국이 될수록 운동인구 비율이 늘어나는 통계를 볼 수 있다. 그러나, 우리나라 운동인구 비율을 살펴보면 62%는 운동을 전혀 하지 않는다. 중강도 운동 비율은 20%가 채 되지 않을 뿐 아니라 고강도 운동을 규칙적으로 하는 비율은 조사 기관마다 약간의 차이는 있으나 10% 미만으로 보고되고 있다. 운동인구 비율 측면에서 본다면 아직 내용 면에서는 선진국의 면모를 갖추지 못한 것이 아닌가 하고 생각 들 때가 많다.

운동 인프라는 전국 곳곳의 산과 들, 공원에 넘쳐날 정도로 이미 설치되어 있지만, 구슬이 서말이라도 꿰어야 보배라는 말이 있듯이 운동을 실천하는 것이 제일 우선이다. 전 국민이 한가지 이상 운동취미를 갖게 된다면 선진국 중에서도 내용면에서 일등국가가 될 것이다.

그 옛날, 체력은 국력이라는 표어가 있었던 시절도 있었다. 전 국민이 운동 매니아가 된다면, 세계 최강의 군대를 가진 나라보다 훨씬 강대국이 될 것이다. "운동 강대국인 나라가 최고의 강대국이다"라고 주장한다면 너무 과한 표현인가?

@무리한 운동은 금물

과한 욕심이 화를 부르기 마련이다.

운동을 체계적으로 배우지 않은 초심자들이 운동부상을 자주 당하는 경향이 있지만, 운동에 숙련된 경력자들도 과욕 때문에 부상을 당하게 된다. 여러분들은 직업 운동선수가 아니고 건강을 유지, 증진시키기 위해 운동을 하는 것이기에 과욕은 절대 금물이다.

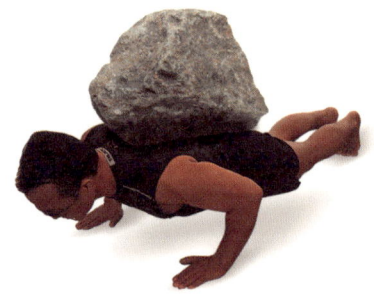

 우리는 건강한 몸을 만드는 것을 목적으로 하기 때문에 절대 욕심부리지 말고 평생 재미있게 운동 할 수 있으면 좋겠다. 운동부상을 당하면 안 한만 못한 것이 운동이라고 일관되게 주장한다.
 그러나, 신체를 더 건강하게 만들기 위해서는 운동의 강도는 어느정도 유지되어야 한다. 적어도 땀이 날 정도의 중고강도 이상의 트레이닝은 유지되어야 한다.
 서서히 운동강도를 증가 시키면 안전하게 얼마든지 운동할 수 있고, 나중에는 트레이너의 보조를 받아가면서 초고강도 트레이닝을 할 수 있는 경지까지 누구나 가능하다.
 필자의 운동이력 중 철인 3종은 처음부터 아무나 할 수 있는 운동은 절대 아니다. 그러나 체계적으로 운동량을 늘려가다 보면 이러한 극한의 운동까지 누구나 재미있게 할 수 있게 된다는 것이다. 반드시 체계적인 계획을 세워 진행하면 가능하다.

@운동을 하게 되면 다른 세상이 보인다

　운동을 하는 사람, 특히 우리가 운동중독자라고 흔히 말하는 사람들의 생활을 들여다보면, 부지런하지 않으면 절대 운동중독자가 될 수 없다. 규칙적인 운동은 부지런해야 가능하다.

　필자는 옛날 병원을 운영할 때 나름의 특별한 면접 기준을 갖고 있었는데 직원 면접 시 꼭 물어보았던 것이 있었다. 취미가 무엇인지를 물어보았고, 운동이 취미라고 말하는 사람을 선호한 기억이 있는데, 그 이유는 간단하다.

　운동을 규칙적으로 하는 사람은 일단 부지런하다는 것은 틀림없다. 그 외 업무 수행 능력도 좋았고, 매사에 훨씬 긍정적이었다. 필자가 운동 습관 가진 사람들을 좋아하는 이유는 건강함에서 뿜어져 나오는 자신감 때문이다.

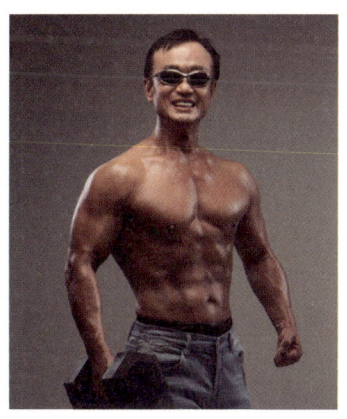

@반드시 운동 전후 스트레칭하라

여러분들이 숨쉬고 일상생활을 하는 동안에도 근육은 수축과 이완이 반복적으로 진행되고 있다. 부상없이 안전하게 중고강도 트레이닝을 수행하기 위하여 운동전후 반드시 해주어야 하는 것이 스트레칭이다.

운동 중 근수축이 상당히 많이 일어나기 때문에 근 수축 양만큼 근육을 충분히 이완시켜 주는 것이 운동 손상을 예방하는 필수 요령이다.

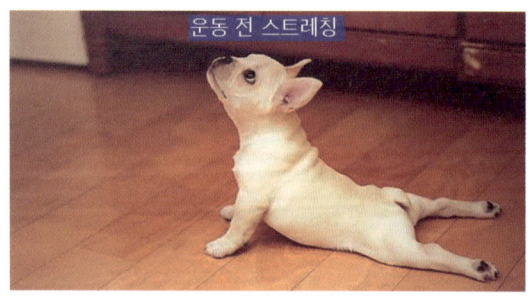

구글-헬로우와 함께하는 운동전 스트레칭 참조

반드시 운동전후 스트레칭하는 것을 절대 잊어서는 안된다.

스트레칭은 대충하는 것이 아니라 본 운동만큼이나 중요하게 생각하자. 꼭 잊지 마시라.

@운동 습관 만들기

운동은 습관이 되지 않으면 정말 하기 싫은 것이다. 좋아하면 취미가 되지만 하기 싫으면 노동이 될 수도 있는 것이 운동이다. 목표 없이 운동하다 보면, 몸은 힘들고 재미도 없고 꾸준히 하기도 싫어진다.

3개월에서 6개월 정도만 꾸준히 운동을 할 수 있다면 여러분들의 몸은 습관적으로 운동을 할 수 있는 상태로 이미 변해 있을 것이다. 일상의 루틴이 되면, 오히려 하루를 건너뛰는 것이 이상해지는 것이 습관이다. 무의식적인 행동을 습관이라 한다.

◐ 이런 경우 꿀팁을 하나 드리겠다.

운동이 습관이 되는 3개월 또는 6개월 동안만이라도 여러분들을 재미있고 지루하지 않게 다양한 방식으로 운동시킬 수 있는 재능을 가진 트레이너를 만난다면 절반은 성공한 것이나 다름없다.

인체는 어느 정도 워밍업되기 전까지가 제일 힘든 구간이다. 왜냐하면 워밍업 될 때까지가 인체는 스트레스를 받게 되고 이로 인해 스트레스 호르몬이 분비되는데 이 구간이 제일 힘들고 재미없다.

그러나, 이 구간이 지나고 나면 인체는 보상 기전이 작동되어 엔돌핀을 분비하면서 편안해지고 "운동은 재미있는 것이다"라는 생각이 들며, 행복해지는 것이다.

이것은 의학적으로 증명된 메커니즘이다. 스트레스 호르몬이 분비되면 인체의 방어기전이 작동되어 스트레스 호르몬을 상쇄하기 위해 행복 호르몬인 엔돌핀이 분비되고 다이놀핀이 분비되기도 한다.

운동이 재미있다고 느끼는 사람을 흔히 운동중독자라고 말하는데 바로 방금 설명한 엔돌핀과 다이놀핀 때문이다. 이제부터는 중독자라는 용어는 부정적인 이미지를 함의하고 있기 때문에 운동습관자라는 새로운 단어를 제시하고 싶다.

@근력운동은 무반동 운동이다

근력운동을 잘 못 하면 근육 손상과 함께 관절 부상을 당하기 쉬운데, 근육은 끊임없이 수축과 이완의 반복이다.

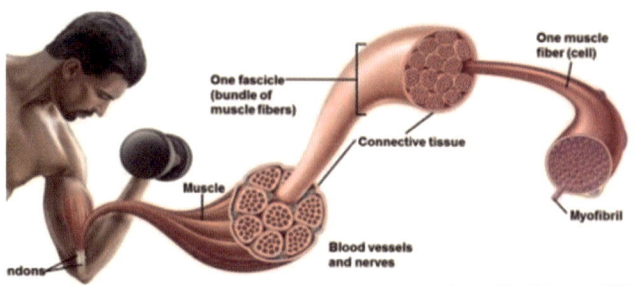

exercise-nutrition.tistory.com참조

우선 근육의 수축 방법 중에 등장성(Isotonic) 수축(contraction)에 대하여 다시 설명하겠는데, 등장성(Isotonic) 수축은 원심성(eccentric/excentric) 수축과 구심성(concentric) 수축으로 나뉜다.

오른쪽의 그림 b와 c를 보면 일반적으로 근육을 수축하는 모양으로 생각하면 되겠는데 특히, b를 구심성 수축(concentric contraction)이라 일컫게 되고, 그림c의 경우는 흔히 근육을 이완시킬 때 발생하는 수축을 원심성 수축(Eccentric contraction)이라 한다.

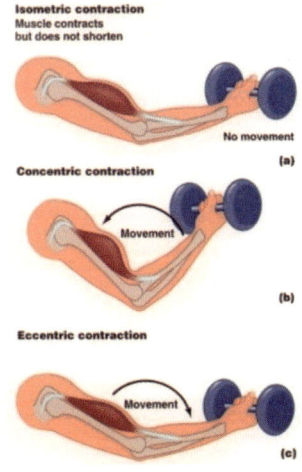

exercise-nutrition.tistory.com참조

약간의 혼동이 있을 수 있는 개념인데 일반적으로 근이완시킨다는 개념을 원심성, 구심성 근수축의 개념으로 나누어 소개하다 보니 무슨 소리인가 할 것이다. 근이완이 근육의 힘을 그냥 풀어버리는 개념이 아니고 근육의 장력(tension)은 유지를 하면서 근육의 길이가 늘어난다는 개념으로 이해하면 된다. 이때까지 알고 있던 근수축 이완 개념과 약간 차이가 있다 보니 혼란스럽겠지만 필드에서 운동하면서 설명 듣게되면 쉽게 이해될 수 있다.

근력운동을 하는 거의 모든 사람들이 근육을 수축(구심성 근수축)할 때는 누구나 힘을 주게 된다. 그러나, 근육을 이완(원심성 근수축)시킬 때 근육의 힘(장력/tension)을 풀지 않고 유지하고 버티면서 이완시키는 것이 포인트이다. 이렇게 해야 근육 운동도 제대로 되고 부상 예방에도 효율적이다.

근육을 이완시킨다는 의미를 힘(장력/tension)을 풀어버리는 것으로 잘못 이해하면, 이완시킬 때 힘이 갑자기 빠지면서 근육이 출렁거리게 되고 반동도 생기게 된다. 반동이 생긴다는 것이 다소 이해하기 힘들겠지만 근이완시 근육에 힘(장력/tension)을 풀어버리면, 운동 기구의 중력을 버티지 못하고 기구의 무게에 의한 중력 방향으로 출렁거림이 생긴다는 의미이다. 근육의 힘(장력/tension)을 잘 유지하고 버티면서 근육을 이완시킬 때와 달리, 근육의 장력을 풀어버린 상태에서 근이완을 하게 되면 3배의 하중이 순간적으로 가해지면서 근육과 관절 손상이 생기게 된다.

실제 필드에서 운동하면서 설명 듣게 되면, 근육 이완 시 근육에 힘(장력/tension)을 잘 유지하고 버틴다는 개념은 아주 쉽게 이해될 수 있으니, 걱정하지 않아도 된다. 글로써 설명하려니 단지 어렵게 느껴질 뿐이다.

근육을 이완시킬 때 절대 힘이 빠지지 않도록 잘 버티면서 수행해야 여러분들은 근육 이완 시에 무게를 고스란히 느끼게 될 것이다. 이렇게 해야 근육의 펌핑도 제대로 되며, 근육이 이완될 때 발생하는 운동 손상도 예방할 수 있게 된다.

근력운동을 할 때, 반드시 가벼운 무게로 지금까지 설명한 근수축, 이완의 개념을 느껴보는 것이 중요하다. 저중량에서 원활하게 되면 점차적으로 고중량도 가능해질 것이고 운동 손상도 상당히 예방할 수 있을 것이다.

@근력운동은 분할 운동이다

 근력 운동을 하고 나면 어느정도 쉬는 것이 근육성장에 도움이 될까?하는 의문이 생겨야 한다. 하체근육, 등근육, 가슴근육, 어깨근육, 팔근육, 복근 등으로 근육의 양과 크기순으로 대체적으로 나눌 수 있다. 큰 근육일수록 고강도 트레이닝후 쉬는 시간이 충분해야 한다. 대체적으로 근육의 크기에 따라서 24시간에서 72시간까지 쉬는데 본인의 회복력에 따라서 결정하면 된다.

 필자의 경우는 3분할하여 운동한다. 하체, 등, 가슴부위로 크게 나누고 어깨, 팔, 복근은 사이 사이에 넣어서 적어도 48시간 이상의 휴식 시간을 고려하여 주 6일 근력 운동을 하고 있고 틈틈이 달리기, 수영, 파워워킹 등으로 유산소 운동을 해주고 있다.

 필자처럼 하라는 것은 절대 아니고, 참고만 하시라. 근육은 운동할 때 충분한 자극을 받아야 휴식할 때 동화작용이 일어나면서 근육이 성장하게 된다. 효율적인 근력운동을 위해서 우리 몸을 몇 부분으로 나눌 것인가를 결정하는 것이 좋다. 일반적으로 2분할, 3분할, 4분할로 나누기도 하고, 일주일에 3~4일정도 근력운동을 권고한다.

@운동할 때 호흡은 어떻게 하는 것이 더 효율적인가?

 인체의 에너지 대사 과정을 생각하면 쉽게 이해될 수 있다. 섭취한 음식물을 통한 에너지 생성 과정에서 물과 산소를 사용하게 된다. 어려운 개념이지만 TCA회로를 들여다보면 근육 내의 미토콘드리아에서 물과 산소를 사용하여 ATP를 생성하고 이산화탄소가 배출하게 된다. 근육(저항성)운동의 경우라면, 힘을 더 많이 사용하는 근육의 수축 시 호흡을 뱉어내는 것으로 호흡 습관을 들여놓으면 좋겠다.

사람에 따라서는 운동할 때 호흡의 중요성에 대하여 간과하는 경우가 많은데, 호흡 방법 또한 습관적으로 될 수 있도록 트레이닝 해두는 것이 바람직할 것이다.

근육을 이완시킬 때 흡기(들숨)하고 수축 시 호기(날숨)하면 된다. 근력운동 외의 운동 시에는 본인만의 규칙적인 리듬을 갖는 것을 추천한다. 필자의 경우 조깅을 할 때 입으로 두 번 짧게 들이마시고 입으로 두 번 짧게 내뱉는 습관을 갖고 있다. 참고하시라.

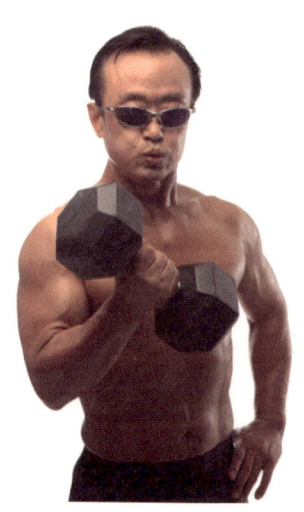

@운동처방은 심장 베이스로 해야 한다

운동의 강도가 올라가면 직접적으로 심박수가 올라가게 되고 호흡도 빨라지고 거칠어진다. 조심스럽게 운동계획을 잡지 않으면 중장년, 노년, 특히 심질환자들에게 과도한 운동이 심폐기능에 직접적인 영향을 줌으로 인해 자칫 위험에 빠질 수도 있다.

이런 위험을 예방하기 위하여 여러분들의 최대 심박수, 안정기 심박수, 여유 심박수, 목표 심박수의 개념 정도는 알아두는 것이 좋겠다.

최대심박수는 자신의 연령대에서 분당 최고 심박수이며, 심박동의 임계치로 보면 되겠다. 한마디로 넘어서면 안되는 레드라인이다. 계산은 "220-나이"인데 220에서 자기 나이만큼 빼주면 된다. 안정기 심박수는 편안하게 안정을 취할 때 측정되는 심박수이다. 여유심박수는 최대심박수에서 안정기 심박수를 뺀 것인데, 가령 최대 심박수가 분당 170회로 가정하고 안정기 심박수가 분당 70회라면 170-70=100이 여유심박수인 것이다.

분당 100회가 심장에 여유가 있다하여 여유심박수라 하고, 안정기 심박수에 더하여 여유심박수 내에서 운동강도를 적절히 조절하면 목표심박수 조절에 크게 무리가 없다는 의미이다. 운동처방을 할 때 주로 Karvonen 공식을 사용하는데 최대심박수와 여유심박수를 기본적으로 사용하고 있으며 아래와 같다.

가령 나이 50세, 안정기 심박수 분당 70회, 최대심박수는 220-50=170회/분 된다. 여유심박수는 최대심박수-안정기 심박수이므로 170-70=100, 즉 분당100회가 되며 여유심박수의 50% 운동강도로 설정하면 100×0.5=50회가 되고 안정기 심박수를 더하면 목표심박수는 분당120회가 된다.

만약, 목표심박수를 최대 심박수까지 끌어 올린다고 가정하면, 거의 대부분의 사람들은 심장의 오버로딩으로 최대심박수에 도달하기 전 힘들어서 견디지 못할 것이다.

강도 (얼마나 **강하게**)

카보넨 공식으로 개인별 **목표 심박수**를 계산하여 진행

(220-나이-안정시 심박수) × 운동강도(45~65%) + 안정시 심박수 = **목표심박수**

※ 예를 들면, 내 나이가 50세, 운동강도는 50%로 설정, 안정시 심박수 70회라면

(220-50-70) × 0.5+70 = 목표심박수 (120회/분)

그러면, 운동강도를 서서히 올려 나가면서 심박수의 변화를 느끼고 심장의 상태를 파악하는 것이 필수 사항이다. 가령 나이가 50세 라면, 여유 심박수의 50% 운동강도부터 시작하는 것은 크게 무리가 없을 것이다. 이처럼 충분한 시간을 갖고 점차적으로 목표심박수를 올려가는 계획을 잡는 것이 좋겠다.

이런 이유로 심폐질환이 있는 운동 초심자라면 반드시 전문가의 도움을 받아서 운동계획을 잡아야 한다.

상세한 것은 너무 전문적인 영역까지 설명해야 하기 때문에 이 정도만 소개하겠다. 대충의 최대 심박수, 여유심박수, 목표심박수 개념이라도 알아야 하는 이유는 운동 중 심장의 오버로딩 때문에 발생하는 갑작스러운 심장마비를 예방하기 위함이다. 죽고 사는 문제일 수도 있으니 반드시 알아두도록 하자.

요즘 마라톤이 국민적 인기 있는 스포츠 종목이다 보니 전국 각 지역마다 마라톤 대회가 넘쳐난다. 마라톤 대회에서 심장마비로 인한 사망사고가 심심찮게 뉴스에서 방송된다. 이와 같은 사망사고를 방지하려면 최소한 자신의 최대심박수, 안정기 심박수, 여유심박수, 목표심박수에 대한 약간의 개념은 알고 있어야 하겠다.

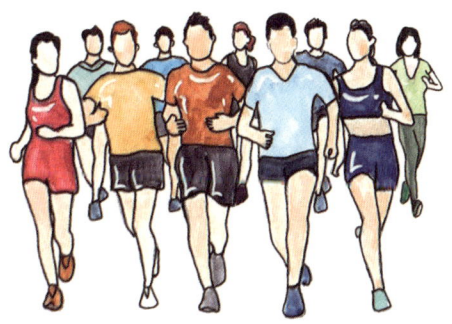

개인별로 운동 수행 능력이 각각 다르기 때문에 심장이 부담을 느끼는 상태를 나름대로 평가할 줄 알아야 운동 중 사고를 예방할 수 있는 것이다.

물론 필자는 운동처방을 하기 전에 과거병력 문진과 기초체력

측정, 기본 혈액 검사 후 운동 강도별로 심전도 모니터링, 혈압, 심박수, 산소포화도 등의 변화를 상세히 확인하고 단계별로 운동처방을 한다.

아무튼 심장베이스로 운동처방을 계획하는 것이 제일 중요하다. 심장이 편하지 않으면, 운동량 결정에 문제가 있다는 것이고, 결론적으로 심장에 오버로딩이 생긴다는 것이다.

초심자이던, 숙련된 사람이던 오버로딩은 누구나 올 수 있고, 숙련된 사람은 많은 운동 경험이 있기 때문에 스스로 적절히 조절을 잘 할 수 있겠지만, 초심자는 낭패를 당할 수도 있기 때문에 주의해야 한다.

필자도 실제로 마라톤 대회에서 오버로딩을 경험한 적이 있다. 아주 힘들었던 기억이 남아있는데, 절대로 다시는 경험하고 싶지 않다.

이 책에서 전문적인 내용을 상세히 설명하더라도, 현장에서 완전하게 적응시키기에는 다소 문제가 있기 때문에 기본 사항만 설명하겠다. 반드시 운동은 전문가에게 배워서 제대로 해야 운동의 목적을 달성할 수 있으며 운동 손상도 예방되고 극단의 사고도 방지할 수 있는 것이다.

필자는 마라톤 대회 주최 측의 요청에 의해 레이스 도중 사고 예방을 위해 전국 달리는 의사회(전국단위의 의사들로 구성된 마라톤 동호회 명칭이다) 소속 회원들과 함께 가끔씩 레이스 패트롤(마라톤을 함께 뛰면서 환자 발생 감시를 하는 것)을 해 준 경험이 있다. 레이스 도중 심장마비로 쓰러진 대회 참가자에게 심폐소생술 실시 후 앰뷸런스로 후송했던 동료 의사의 사례도 가끔씩 보고되고 있다. 조심하지 않으면 누구에게나 발생할 수도 있는 끔찍한 일이니, 자신의 몸 상태를 알아야 예방 가능하다.

◐ 안타까운 사례 한 가지를 소개하겠다.

심장은 좌심실의 수축을 통해 산소를 충분히 갖고 있는 혈액을 온몸순환으로 공급하고 이산화탄소를 머금은 혈액은 다시 우심실을 통해 폐순환하여 끊임없는 가스교환을 하는 중요한 기관이다.

심장 질환 중에 심실중격 결손이라는 질환이 있는데, 선천적으로 좌심실과 우심실 사이의 중격 결손이 있는 심질환이다. 산소를 머금은 좌심실의 혈액이 온몸 조직에 신선한 산소를 충분히 공급해야 하는데 좌심실이 강한 수축력에 의해 산소를 머금은 혈액이 우심실로 넘어가게 된다.

이러다 보니 과격한 운동을 하기에 아주 부적합한 심장이다. 심실중격 결손 크기에 따라서 나타나는 증상에는 차이가 있다. 심실중격 결손은 대게 수술을 해야 치료가 된다. 개흉(흉강을 오픈하는 것을 말함) 수술이라는 것이 워낙 대수술이고 수술리스크도 있다 보니 일상생활이 가능만 하면 약간의 불편은 감수하더라도 수술을 원치 않는 경우가 가끔씩 있다. 이번 사례도 수술을 하지 않은 케이스이다. 20대의 젊은 심실중격 결손환자였는데, 평소 중격 결손이 있어도 일상생활에는 큰 문제 없었던 것 같다. 어느 날 근육질의 멋진 몸을 만들어 보고 싶은 욕심이 생겨, 운동 잘하는 친구에게 운동을 배워보겠다고 시작한 것이 문제가 생겼다. 근육을 키우겠다는 생각으로 운동을 했기에 상당이 고강도로 근육운동을 진행했고, 아마도 친구는 심실중격 결손에 대해서 몰랐을 것이다.

또한 근육운동을 할때 젊은 사람들은 근육을 키우기 위해서 여러 가지 보조제를 섭취하는 경우가 많다. 카페인이 다량 함유된 보조제는 교감신경을 자극하게 되어 심박수를 올리게 된다. 건강한 사람의 경우라면 큰 문제없이 심박수를 증가시켜 운동 효과를 끌어 올려주겠지만, 문제가 된 이번 사례에는 다량의 카페인이 심장에 무리를 준 것이다. 운동하면서 심장의 불편함을 참고 견딘 것이 안타깝게도 사망에 이르게 된 것이다.

이번 사례에서 생각할 부분이 많다. 환자들이 안심하고 운동할 수 있는 환경도 만들어져야 하지만, 일선에서 환자들에게 안전하게 운동을 지도해 줄 수 있는 전문인력 양성은 더욱 시급하다. 반드시 운동은 심장베이스로 체크해야 하고, 심질환자라면 더욱 면밀하게 체크되어야 한다.

@운동 강도 증가시키는 프로토콜

인체는 서서히 증가시키는 운동량에는 큰 무리 없이 잘 적응하게 되어있는데, 운동 초심자들은 최초 운동능력을 잘 평가해야 한다. 심장, 관절, 근육에 운동 부상 없이 가까운 미래에 고강도 트레이닝을 즐길 수 있도록 철저한 운동 계획을 세워야 한다. 그렇지 않으면 운동이 힘들어지고 재미도 없고 운동 손상도 당하게 될 것이다.

  체계적이고 과학적인 계획을 세우지 않고 과욕을 부리면 틀림없이 운동 손상 때문에 운동이 겁도 나고, 싫어질 것이다. 절대 욕심낼 필요가 없다. 여러분들은 평생 운동을 즐길 준비가 되어 있어야 한다.

  운동을 시작하는 시점에서 개인마다 최대근력이 다르겠으나, 20~30대 이하의 젊은 사람들에서는 측정된 최대근력과 여유심박수 50%부터 시작하여 1개월에 5%씩 운동강도를 점차적으로 증가시켜 나가면 산술적으로 대충 계산하더라도 6개월 이후 부터는 최대 근력, 최대 심박수 80%까지 증가된 고강도의 트레이닝 수행이 가능하게 된다. 따라서 젊은 사람에서는 6개월이후 정도만 되더라도 몸의 변화를 느낄 수 있게 될 것이다.

  중장년층 이상의 분들에게는 여유있게 2달에 5%씩의 운동강도를 단계적으로 올려간다고 산술적으로 계산하면, 젊은 사람의 두 배의 기간이 필요할 것이다. 1년 남짓한 기간이 지나면 자신의 최대 근력, 최대 심박수 80%까지 무리없이 운동을 즐길 수 있게 되고, 몸의 변화도 느낄 수 있을 것이다.

이렇게 체계적으로 운동을 하기 위해서는 처음에는 트레이너에게 도움받는 것을 추천한다. 재능있는 트레이너라면 6개월 내지 1년내에 여러분들에게 최대근력, 최대심박수 80%까지 수행가능한 운동습관을 가질 수 있도록 도와 줄 것이다.

@최고의 명의나 명약보다 더 좋은 운동

여러분들은 건강을 잃고 나면 그 순간부터 그 병에 이름난 의사나 약을 찾기 위해 돈 가방 싸 들고 나서게 될 것이다. 명의를 만나고 명약을 찾으면 모든 것이 해결될 것처럼 생각하고 있지만, 여러분 앞에 나타난 명의와 명약은 여러분이 원하는 건강을 절대 선물해 줄 수 없다. 알다시피 진시황도 그렇게 노력했건만 꿈을 이루지 못했다.

왜냐하면, 그 명의나 명약은 여러분들의 질병과 고통은 어느 정도 치료해 줄 수는 있으나, 건강한 삶은 절대 보장해 줄 수 없다.

미래에 닥쳐올 병마로부터 여러분들을 구해 줄 가장 확실하고 손쉬운 방법은 꾸준하고 규칙적인 운동이 최고의 명의와 명약이라는 신념을 갖고 가야만 한다.

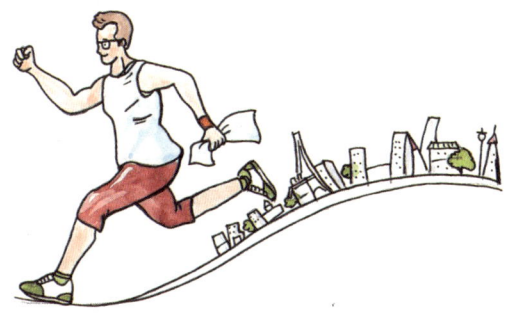

Exercise is Medicine.

@ 근육감소증(Sarcopenia)

인간의 수명이 늘어나면서, 근골격계 질환이 늘어나고 의료비 또한 빠른 속도로 증가하고 있다.

나이40이 넘어가면서 해마다 근육의 자연감소분이 연간 1%씩 된다고 한다. 대충 보더라도 70~80세가 되면 40대 근육량의 30~40%이상이 사라지고 없어진다는 것이다.

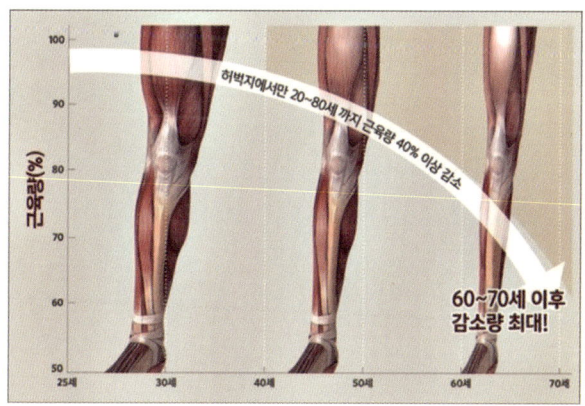

m.blog.naver.com 참조

이렇게 감소된 근육량으로는 근골격계를 정상적으로 유지할 수가 없기 때문에 나이가 들어가면서 관절 질환자들이 많아 지는 것이다.

근골격계 질환의 대표적 질병인 디스크로 알려진 추간판 탈출증 하나만 예를 들어보자.

나이가 들어가면서 퇴행성 변화가 가속화되고 결국에는 추간판이 탈출되어 주변 척추신경을 압박하게 되고 그 통증이 하지부 전체로 퍼져 나가는 방사통이 생긴다. 디스크 환자들은 극심한 통증으로부터 벗어나기 위해 이 분야 최고의 명의를 찾아 나서게 되고 수술을 받게 되지만, 다시 디스크가 재발되어 고생하는 경우를 여러분 본인이든, 주변 지인이든 흔히 경험하고 있을 것이다.

골반기저부에서 부터 횡경막을 경계로 하는 부위의 근육을 코어 근육이라 하고 인체의 가장 중심부를 이루고 있는 핵심부위이다. 허리 보호를 위해서 코어 근육이 매우 중요하기 때문에 반드시 근력 강화운동을 평소에 해두어야 한다는 연구 자료들은 많이 보고되고 있다.

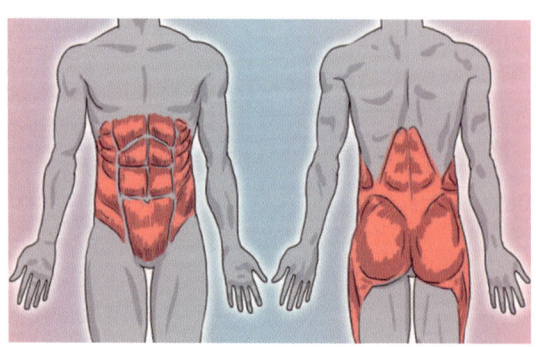

110age.tistory.com 참조

코어근육이 약해지면 상체무게를 지탱해주던 근육이 쉽게 피로해져 요추부를 제대로 받쳐주지를 못하게 될 것이다. 따라서 코어근육이 약해지면 디스크 발생율은 높아지게 된다.

나이가 들어가면서 근육감소증이 진행되는 것을 당연한 노화라고 생각하고 방치하면 절대 안된다. 근조직은 노력한 만큼 성장시킬 수 있는 것이다. 근육 감소증은 노화를 촉진시킬 뿐만이 아니라 노년기 낙상과 노년기 골절의 주 원인이다.

노년을 제대로 준비하기 위해서는 노후 자금 저축 못지않게 근육도 저축해야 한다.

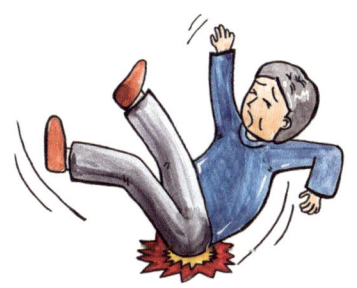

일상에서 근육의 적정량을 알아보는 방법으로 종아리 근육의 굵기를 자신의 손가락으로 측정해보는 핑거링테스트를 흔히 사용하고 있다. 종아리 근육은 제2의 심장으로 불리울 정도로 건강의 중요한 척도로 알려져 있다. 종아리 근육이 굵을수록 제2의 심장이 튼튼하다는 것이다.

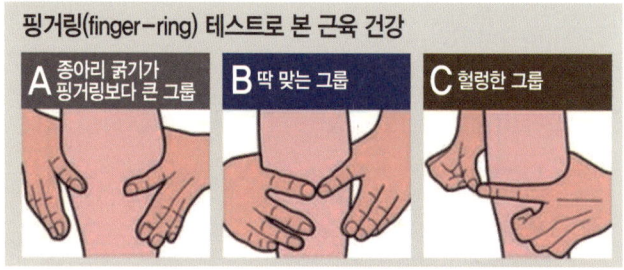

m.health.chosun.com 참조

나이가 들수록 근육은 쉽게 증가 되지 않는다. 왜냐하면, 40대부터 해마다 1%씩 근육이 자연 감소되는데, 근육량을 늘리려면 그보다 더 노력해야 되기 때문이다. 지금 당장 근육운동을 하기로 마음먹고 하루라도 빨리 시작하자. 근육을 성장시키기 위해서는 중고강도 이상의 근력운동을 할 수 있어야 하고 노력만 하면 누구나 중고강도 이상의 근력운동 강도를 즐길 수 있게 된다.

@근육 호르몬 마이오카인(Myokine)

마이오카인(Myokine)은 근육 호르몬인데, 마이오(Myo)는 근육, 카인(Kine)은 호르몬을 의미한다. 즉, 근력운동을 하면 근육 내에서 내분비 되는 호르몬이 마이오카인이다.

마아오카인은 체중조절, 항염증 작용, 혈관 내피 기능조절, 피부개선효과, 인접 골조직의 강화, 골격근 손상제어, 비만 개선, 당뇨 같은 대사성 질환 치료와 알츠하이머성 치매 예방 효과, 암세포 증식 억제 등의 다양한 효과가 입증되어있다.

따라서, 근육운동을 해야 하는 이유는 명확해졌다.

나이가 들어가면서 근육은 해마다 자연 감소된다 했다.

근육감소를 방치하면 마이오카인의 양은 급격히 동반 감소할 것이며, 근육량이 많을수록 마이오카인 분비량은 증가하고 더욱 활기차고 건강한 노년을 만들어 갈 수 있을 것이다. 건강한 노년을 위해 근육을 저축하자.

@근육은 양보다 밸런스

요즘 인기를 끌고 있는 바디프로필을 찍기 위해 근육량을 늘리고 근육 하나하나가 모두 드러날 때까지 체지방을 극도로 낮추기 위해 노력하는 것을 여러분들은 매스컴을 통해 쉽게 볼 수 있을 것이다. 이렇게 근육을 만들고 체지방을 줄이고 하는 것이 결코 쉽지 않은 과정이다. 이렇게 바디프로필 찍을 정도까지 운동해서 멋진 몸을 만들었다고 해서 몸이 건강해지는 것과는 별개의 문제라고 단언한다. 필자도 50대 중후반의 시기에 보디빌더 대회노 참가한 경험이 있기 때문에 이러한 운동 방법이 건강에 크게 도움이 되지 않는다는 사실을 잘 알고 있다.

건강한 관절은 근육의 양도 물론 중요하지만, 근육의 밸런스에 있다고 강조했다. 결과적으로 근육의 양보다 우선하는 것이 근육의 밸런스이다. 인체의 관절은 근육, 인대 및 힘줄조직에 의해 유지되고 있는데, 힘줄조직이 탄탄해지기 위해서는 근육이 탄탄해져야 하는 것이다. 그러나 더 중요한 것은 관절을 둘러싸고 있는 각각의 근육 밸런스가 무너지면 관절의 밸런스도 같이 무너지게 된다.

　근육 밸런스의 중요성에 대한 이해를 돕기 위해서 골반의 전방 경사각과 좌우 밸런스를 살펴보면 잘 알 수 있다.

　아래의 그림에서처럼 골반 경사각이 전방으로 회전되면서 척추 관절에 직접적으로 영향을 주어 요추부 전만증의 원인이 되고 이로 인해 요통이 발생하고 오래 앉아 있기가 힘들어진다.

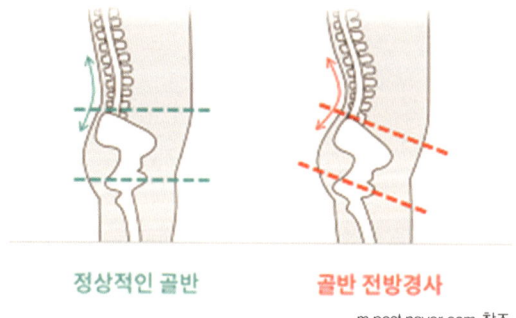

정상적인 골반　　골반 전방경사
m.post.naver.com 참조

　골반 회전을 좌우하는 복근 및 척추기립근을 포함한 코어근육, 대퇴사두근, 햄스트링 근육의 밸런스를 잘 맞추어 주면 나이가 들어가면서 증가하는 요추부 전만증을 개선해 나갈 수 있다.

　또한 아래의 그림처럼 골반의 좌우 불균형이나 회전이 생기면 척추 측만증이 발생한다. 물론 통증도 동반되고 체형이 무너지게 되면서 점점 심해지면 대수술을 받아야 하는 경우까지도 생길 수 있다.

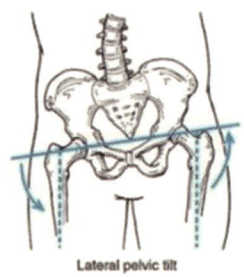 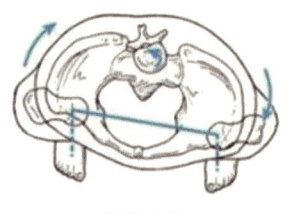

Lateral pelvic tilt   Pelvic rotation

m.post.naver.com 참조

그래서 필자는 근육 밸런스가 가장 중요하다고 주장하며 밸런스를 생각하고 근육운동을 하라고 말하는 것이다. 관절을 움직이고 지탱해주는 것이 근육, 인대, 힘줄이므로 근육운동을 제대로 하는 운동 습관만 길러진다면 웬만한 근골격계 질환 예방뿐만이 아니라 치료를 하는데도 상당히 도움이 될 수 있다.

습관이 안 되면 운동은 하기 싫어지고 더더욱 근력운동은 정말 하기 싫을 것이다. 습관만 되면 즐겁게 운동할 수 있으니 지금 당장 운동 습관을 만들기 위해 시작하자. 과감히 운동에 투자하자.

@근육의 힘-근파워, 근지구력

운동의 목적은 심폐기능 강화, 근지구력 및 근파워를 기르기 위한 것이다. 또한, 건강한 사람은 건강을 증진시키고, 질병이 있는 사람은 치료와 예방을 위해서 운동을 하게 되는데, 실제로 운동이 시급한 사람은 환자들이다.

그러나, 여러 가지 이유로 아직까지 환자들이 마음놓고 운동

할 수 있는 인프라가 갖추어지지 못한 것이 안타까운 현실이다.

우리는 운동을 하면서 굳이 심폐기능 강화 운동이나 근지구력, 근파워 운동을 별도로 구별할 필요는 없다. 운동 습관을 들이는 것이 우선되어야 한다. 각자가 해보고 싶은 운동을 찾아보자. 운동 습관이 길러진 뒤 각자의 운동 목적에 따라 운동패턴을 바꾸면 된다. 각 종목별 메디칼 스포츠 전문가의 도움을 받는 것이 운동 습관 들이는 데 도움이 많이 될 것이다. 운동에 과감하게 투자하라. 지금의 운동에 대한 투자가 나중 치료비로 지출되는 것보다 가성비가 몇 배, 몇십 배 좋을 것이다. 이렇게 가성비 좋은 투자도 없다.

@ 자율신경(Autonomic Nerve)이 튼튼해야 건강하다

인체의 말초 신경 중에 교감신경, 부교감신경으로 나뉘는 자율신경이라는 것이 있다. 교감신경은 스트레스를 받게 되면 항진되는 자율신경이다. 교감신경이 자극되면 에너지 소모도 많아진다. 따라서 스트레스를 많이 받는 사람은 에너지 소모량도 많아지고 긴장 상태가 지속되기 때문에 절대 건강해질 수 없는 조건이 된다.

그러나, 정반대의 역할을 하는 부교감신경은 교감신경으로 자극받아 스트레스 지수가 높아지는 것을 해소시켜주는 아주 유익한 신경이다. 우리의 마음을 릴렉스 시켜주는 스트레스 해소 신경이라 생각하면 되겠다.

교감신경과 부교감신경으로 나뉘는 자율신경은 내부 장기들의 운동을 스스로 자율적으로 컨트롤 하는 것이 주 임무이다. 여러분들의 운동 명령에 따라 움직이는 근육을 수의근이라 한다. 이와는 다르게 명령과 관계없이 여러분들의 감정과 심리상태에 의하여 자율적으로 조절되는 불수의근을 관장하는 신경이 자율신경이다.

따라서, 마음이 편하지 않으면 황제의 밥상을 주어도 식욕이 떨어지고 맛이 없게 느껴지는 반면, 기분이 좋으면 보리밥도 맛있게 느껴지는 것이 자율신경 때문이다.

자율신경으로 컨트롤 되는 대표적인 인체 장기 중에서 심장근육을 예를 들어보자.

심장이라는 기관은 전체가 근육으로 구성되어진 두 개의 심방과 두 개의 심실로 나뉘어져 있다.

여러분들의 심장은 태어나서 생명이 다할 때까지 잠시도 쉬지 않고 뛰는 중요한 기관이다. 교감신경이 자극되어 긴장하게 되면 심박수는 올라가고 에너지 소모가 늘어나게 될 것이고, 이러한 교감신경 자극 상태가 지속되면 심장근육이 어찌 되겠는가?

심장근육도 지구력이 부족하고 힘들어 박동을 멈추면 심장마비가 되고 심박동이 불규칙하면 부정맥이 된다. 부정맥 증상만 있어도 불편함을 느끼는 것이 심장이다. 아주 예민하고 중요한 인체 기관이다.

운동의 역할이 뭘까?
하루종일 운동만 하면 건강에 좋을까?
운동이 습관 되면 운동할 때 기분은 어떨까?
운동이 싫은 사람은 운동할 때 어떤 자율신경이 자극될까?
자율신경 밸런스 조절이 안 되면 우리는 어떤 증상을 느끼게 될까?

운동을 할 때 기분이 좋아지는 사람은 부교감신경이 자극받고 있는 것이다. 운동 습관이 안 되어 있는 사람은 운동할 때 힘들고 고통스럽기까지 할 것이기 때문에 이때는 교감신경이 자극될 것이다. 운동 습관에 따라서 교감신경이 자극될 수도 있고, 부교감신경이 자극될 수도 있다는 말이다.

운동 습관이 잘 길러진 필자의 경우를 예를 들어보도록 하자.
솔직히 필자는 운동하는 것이 너무 즐겁다. 때문에 운동이후 스트레스는 온데간데 없이 사라진다. 따라서 적당한 운동은 필자에게는 부교감 신경을 자극하여 운동이 즐겁고 스트레스가 해소되는 것이다.
그러나, 운동을 너무 과하게 하면 오히려 힘들어지고 몸을 상하게 한다. 과한 운동은 결국 스트레스로 바뀔 것이고 교감신경이 자극될 것이다. 이러한 기준이 뭘까? 젖산이 과도하게 체내 축적이 되고 산소부채가 생기는 시점이 운동이 스트레스로 바뀌는 시점이다. 이때부터 운동이 힘들어진다고 보면 되겠다.

자율신경의 밸런스가 좋아지면 면역 향상에도 많은 도움이 된다고 한다. 그래서 운동 습관이 길러진 사람들이 각종 감염성 질환에도 강한 면역력을 보이는 것은 당연하다.

전 세계적으로 혼란을 가져온 메르스, 사스, 코로나 같은 바이러스 감염은 안타깝게도 아직까지 특효약이 없어 우왕좌왕하고 있고 많은 사람이 생명을 잃은 경험이 있다. 이미 전 세계인들이 경험했듯이 불가피한 팬데믹 전염병 상황에서도 운동 습관을 길러 두는 것이 면역력을 향상시키고, 질병을 극복하는 데 도움이 될 것이다. 이런 판단에는 여러분들도 별다른 이견 없이 동의하리라 생각한다.

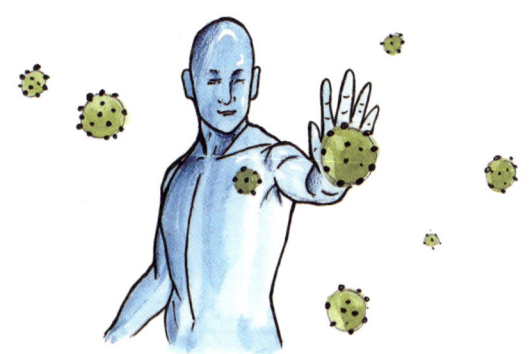

대부분의 전문가들은 앞으로도 더 무서운 펜데믹 전염병이 생길 것이라 예측하고 있다. 치료약이 개발되고 출시될 때까지 전 세계가 불안에 떨게 될 것이고 면역력 강한 사람들은 한결 걱정이 적을 것이라 생각된다.

자신을 위해서, 사랑하는 가족을 위해서, 공동체를 위해서라도 당장 운동 습관을 기르자.

@무조건 운동만 하면 건강해지나요?

"운동만 하면 무조건 건강해질 수 있나?" "무조건 운동이 좋은 것인가?"라는 질문을 흔히 받는데, 일단 운동은 무조건 해야 하는 것이다.

그러나, 운동에는 많은 함정이 도사리고 있다. 왜냐하면, 개인별로 운동 수행 능력이 다르기 때문에 개인별, 질환별 맞춤 운동 처방 개념이 도입되어야 한다. 필자는 지금까지 Exercise is Medicine 이라 강조했고, 약 처방 받듯이 운동 처방받기를 권고했다. 특히 운동초심자와 질병 치료 목적으로 운동을 시작하는 사람들은 반드시 운동 처방을 받아야 한다고 강조해왔다. 심장 베이스로 운동강도를 결정하고 심장에 절대 무리가 가면 안 된다.

항상 강조했듯이 운동은 제대로 체계적으로 하면 어떠한 명의보다도 훌륭하지만, 잘못하면 안 한만 못한 것이 운동이다. 어느 정도의 운동량과 운동 강도를 결정할지, 어느 정도의 시간을 수행할 지, 심폐기능 강화운동과 근력운동을 어느 정도 배분할 지를 결정해서 운동하는 것이 운동의 위험한 함정에 빠지지 않는 필수요건이다.

  운동도 의학과 같이 인체를 베이스로 하는 학문이기 때문에 반드시 전문가의 조언을 구하기를 바란다.

  무리한 운동으로 교감신경이 자극되는 시간이 길어지면 안 한만 못한 결과가 될 것이다.

2

질환별 운동처방

2
질환별 운동처방

이번 출판에서는 일상에서 흔히 경험하는 질환별로 맞춤형 운동처방에 대하여 설명하겠다. 실제로 필드에서 운동을 배우면서 설명을 들으면 쉽게 이해될 수 있겠지만, 글로써 설명하다 보니 이해하기 어려울지 모르겠으나 가능한 많은 사례를 들어가며 최대한 쉽고 자세히 설명하겠다. 이해를 돕기 위해서 다소 반복되는 내용들도 나올 것이니 이해바란다.

다만, 이 책을 접하는 모든 분들에게 운동습관을 당장 가져야 되겠구나 하는 의지가 생기도록 하는 것이 목적이다.

@ 고혈압(Hypertension)과 운동처방

고혈압은 전 세계에서 나이가 들어가면서 발생하는 가장 흔한 질병이다. 병이 진행될수록 합병증 때문에 남은 삶이 힘들어지는 대표적 성인병 질환이다. 고전적으로 고혈압은 수축기 혈압

160mmHg 이상 이완기 혈압 100mmHg 이상인 것으로 나뉘지만, 전고혈압 단계인 수축기 혈압 120mmHg 이상, 이완기 혈압 80mmHg 이상부터 예방적 약물복용을 권고하고 있는 것이 세계 고혈압 학회의 트랜드이다. 결론적으로 고혈압 약을 복용하게 되는 시작 시점이 더 빨라 졌고, 따라서 평생 복약해야 하는 기간도 더 늘어 났다는 것이다.

그래서 전고혈압 단계에서 부터 운동처방을 통해 운동을 시작하고 꾸준하게 중고강도의 운동을 한다면 훨씬 고혈압 예방에 효과적일 것이다.

● 성인에서의 고혈압 기준

혈압의 범위	수축기(mmHg)		이완기(mmHg)
정상	120미만	그리고	80미만
고혈압 전단계 (전고혈압)	120 ~ 139	또는	80 ~ 89
1단계 고혈압	140 ~ 159	또는	90 ~ 99
2단계 고혈압	160이상	또는	100이상

고혈압이 발생하는 원인들은 어떤 것들이 있나?

55세 이상의 나이, 가족력, 비만, 짜게 먹는 식습관, 과음, 흡연, 스트레스, 칼륨 섭취 부족, 당뇨병, 고지혈증 및 운동 부족 등이 있다.

● 고혈압 약물 복용과 운동을 병행하라

만약 고혈압 약을 먹고 있는 환자의 경우라면 적어도 중고강도 운동을 할 수 있는 단계가 될 때까지 약물복용은 반드시 병행하기를 권고한다. 대체적으로 1년 정도면 중고강도 트레이닝까지 가능할 것이다. 중고강도 트레이닝이 가능해지는 순간부터 6개월 단위로 고혈압과 관련된 검사를 실시하고 재평가하면 되겠다. 검사결과를 토대로 고혈압 약처방 감량 목표를 세우기 바란다.

운동으로 당장 고혈압 약물을 끊겠다고 말하는 것이 아니라, 우선적으로 약물의 증량은 최소한 막을 수 있다는 것이다. 점차적으로 운동강도가 올라가고, 중고강도 이상 트레이닝을 3년 정도만 이어가면 의미 있는 약물 감량이 가능할 것이다. 사람에 따라서는 약물 중단도 가능하다는 필자의 경험으로 희망을 주고 싶다.

"운동이 최고의 명의"라는 확실한 신념으로 고혈압 약물복용을 가까운 미래에 중단하자. 할 수 있다. 반드시 가능하다.

● 체중 감량하라

고혈압이 오래되면 심뇌혈관 질환 합병증이 생기기 때문에, 고혈압 환자들은 일차적으로 체중 조절을 최우선적으로 고려해야 한다. 적어도 지금 체중의 10% 이상 감량하는 것을 일차목표로 세우기를 권고한다.

아래의 테이블에서도 알 수 있듯이

● 생활요법에 따른 혈압 감소 효과

생활요법	혈압 감소 (수축기/이완기혈압, mmHg)	권고사항
소금 섭취 제한	-5.1 / -2.7	하루 소금 6g 이하
체중 감량	-1.1 / -0.9	매 체중 1kg 감소
절주	-3.9 / -2.4	하루 2잔 이하
운동	-4.9 / -3.7	하루 30~50분, 1주일에 5일 이상
식사 조절	-11.4 / -5.5	채식 위주의 건강한 식습관*

* 건강한 식습관: 칼로리와 동물성 지방의 섭취를 줄이고 야채, 과일, 생선류, 견과류, 유제품의 섭취를 증가시키는 식사요법.
m.post.naver.com 참조

체중 1kg 감소하면 대략 수축기 혈압, 이완기 혈압이 1mmHg 감소하는 것으로 되어 있다. 그 외 운동, 절주, 식사조절, 소금 섭취 제한을 할 때 등으로 혈압의 변화를 잘 알 수 있는 테이블이니 참조 바란다. 운동은 습관이다. 지긋지긋한 고혈압으로부터 탈출하기를 바란다.

우선 체중이 10% 정도 감량이 되면 나도 할 수 있다는 자신감이 생기게 될 것이고 출렁이는 복부지방도 상당히 줄어 있을 것이다. 이때쯤이면 운동 습관도 상당히 길러져 있을 것이고, 적어도 2년, 3년 정도만 지나도 고혈압 증상이 상당히 호전돼 있을 것으로 기대된다. 내 몸에 맞는 운동은 평생 하더라도 부작용은 없다.

비만으로 체지방이 많게 되면 고지혈증 탓에 혈관 내 슬러지가 생기고 혈관 내압이 증가하게 되고, 혈관 탄성도가 떨어지는 동맥경화가 발생한다. 따라서 체지방을 우선 제거하기 위해서는 고강도 트레이닝보다는 적어도 40분 이상 중고강도의 운동으로 가볍게 조깅할 수 있는 운동 습관을 갖기를 권한다. 달리기, 수영 같은 유산소 운동량을 늘리는 것이 좋겠다.

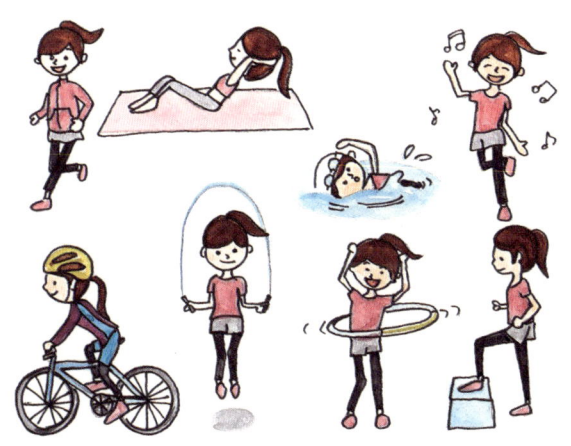

● **반드시 중고강도 트레이닝을 하라.**

그러면, 중고강도의 운동이 어느 정도 운동량이라는 것인가?

조깅기준으로 하면 시간당 7.5내지 8.5㎞ 달리는 속도인데, 빨리 걷는 것보다 약간 빠른 느낌 정도 될 것이고, 몸에서 땀이 살짝 나는 정도로 보면 될 것이다.

근력운동도 마찬가지이다. 몸에서 땀이 나는 정도가 중고강도 트레이닝으로 보면 된다.

물론, 운동 습관이 길러지면 머지않아 고강도 트레이닝이 가능해질 것이고 점차적으로 고혈압으로 인한 걱정은 사라질 것으로 기대한다.

필자가 직접 운동 처방하여 치료한 사례를 보면 78세의 남자 환자분은 고혈압, 당뇨, 전립선 비대증, 양측 무릎 퇴행성 관절염, 요추부 3, 4, 5번 디스크로 고생하신 분이다. 이 환자의 경우 3년 정도 운동처방 이후 당뇨병은 전당뇨병 상태로 호전되어 일단 당뇨약은 중단하기로 결정하고, 가끔씩 무릎 주사와 허리 물리치료를 받으시는 것 외에 전립선 비대증 약물을 처방 받으신다. 특히 의미 있는 변화는 절반으로 줄어든 고혈압 약으로 혈압이 잘 유지되고 있다는 것이다.

여성, 67세, 고혈압과 우울증으로 약 복용하고 있는 체중 47kg, 키 160cm, 마른 체형의 저체중 환자분의 사례이다. 이분은 평소 너무 예민하여 숙면을 취하지 못하고 항상 피곤하여 무기력하고 이로 인해 우울증 증상이 심한 분이었다. 이러다 보니 소화도 잘 되지 않고 항상 음식이 맛이 없고, 식사량이 줄어 들다 보니 마른 저체중의 고혈압 환자였다. 1년 정도의 운동 처방을 통해 우울증 약은 중단하였고, 3년 지난 시점의 혈압약은 1/4로 줄어들었다. 조만간 고혈압약은 중단시킬 수 있을 것으로 보여진다. 현재는 잠도 충분히 잘 자는 편이고 에너지 넘치고 쾌활한 삶을 유지하고 있다. 이런 결과는 운동 습관이 만들어 낸 것이지 약으로 치료한 것이 아니다.

@당뇨(Diabetes)의 운동처방

당뇨병은 고혈압 다음으로 흔한 성인병 질환이다.

당뇨병의 주요3 증상은 많이 먹고, 많이 마시고, 소변을 많이 보는 것인데, 이로 인해 체중감소가 생긴다. 기타 피부, 신경, 각종 혈관증상도 나타나는 질환이다.

제2형 당뇨의 경우 인슐린 저항성으로 탄수화물이 당으로 분해되어 간과 근육에 글리코겐 상태로 저장되지 못하고 당분이 혈액 내에서 돌아다니다가 에너지로 소모되지 못하면 소변으로 그냥 배출되어 버린다. 여러분들이 섭취한 탄수화물은 1g당 4.3Kcal의 열량을 낼 수 있는 3대 영양소이며 중요한 에너지 원이다. 이런 소중한 에너지를 소변으로 그냥 버리지 말고, 운동을 해서 운동 대사 에너지로 사용하자는 것이다.

● 당뇨병의 진단기준

진 단	공복혈당 (mg/dL)	경구당부하 검사 2시간(mg/dL)	당화혈색소 (%)
정 상	100mg/dL미만	140mg/dL미만	5.7%미만
당뇨병 전단계	100~125mg/dL	140~199mg/dL	5.7~6.4%
당뇨병	126mg/dL이상	200mg/dL이상	6.5%이상

위의 기준에서 알 수 있듯이 식후 2시간 때 체내 혈당은 가장 높아진다. 그래서 당뇨병의 경우 운동 시작 시각은 식후 1시간 이후부터 2시간 전후에 맞추어 주면 더 효과적이다.

당뇨병 같은 대사성 질환들은 근육량이 많으면 훨씬 증상관리에 효과적이다. 근육량이 많고 근육을 많이 사용하는 저항성 운동을 하면 평소 안정 시보다 분당 순환하는 심박출량이 5배가 되고 운동 중 근육에서 사용하는 혈액량이 80%를 넘는다. 따라서 대사된 당을 에너지로 사용하기 때문에 혈당 관리에 아주 효과적이다. 이런 과정을 이해한다면 특히 당뇨환자에게 근육운동이 가져다주는 효과를 가히 짐작할 수 있다.

당뇨병 환자의 경우 운동 중 주의할 점은 오히려 혈당이 떨어져 저혈당이 발생하는 경우도 생길 수 있다. 운동 중 저혈당이 발생하면 낭패를 당할 수도 있다.
저혈당 증상(배고픔, 식은땀, 손발 떨림, 두통, 어지러움, 두근거림 등)이 나타나면 운동을 즉시 중단하고 저혈당 쇼크로 인한 이차손상을 예방하는 것이 매우 중요하다. 때문에 초콜릿이나 사탕같이 순식간에 혈당을 올려줄 수 있는 당분을 갖고 다니도록 권고한다.
고혈압과 마찬가지로 운동초기에는 당뇨약을 복용하면서 식단조절과 운동도 같이 하길 권한다. 당뇨 환자들도 처음 운동 시점 체중보다 약 10% 감량을 일차목표로 정해서 운동하면 좋겠다. 주 3회 이상, 1회 30분 이상 파워워킹이나 가벼운 조깅, 수영을 권한다. 반드시 목표를 가져라. 체계적이고 점진적으로 운동강도를 올려가기를 권한다. 특히 당뇨환자들은 근력운동은 필수다.
He can do it. She can do it. Why not me?

⭕ 기억에 남는 초고도비만 당뇨 전 단계의 사례가 있다.

키 163cm, 체중 134kg, 나이 36세, 미혼 여성, 초고도비만 환자였다. 사이즈가 제일 큰 운동복이나 티스타일의 탄력이 좋은 옷만 항상 입고 다녔다. 예쁜 옷은 입을 수가 없었다.

아직 젊다 보니 다행히 큰 병은 없었으나 그렇다고 전혀 문제가 없기야 했겠는가? 초고도비만으로 인해 전 당뇨 단계였고, 얼굴을 포함한 팔다리 및 온몸에 피부 트러블이 잦아 곳곳에 흉터 자국이 선명했다. 잦은 피부트러블 때문에 피부과에서 치료도 많이 받았으나 그때뿐이었고 재발 때문에 엄청 스트레스를 받고 있었다. 생리불순이 매우 심하였고 항상 무기력한 상태이며 우울증 과거력도 있었다. 미혼의 초고도비만 여성이 겪을 수 있는 전형적인 심리상태였다. 또한 불규칙한 생리주기로 한번 생리가 시작하면 생리량도 너무 많아 본인도 매우 힘들어하였다.

병원에서 이미 당뇨 전단계 증상으로 예방적 당뇨약 복용을 권고 받았고, 가끔씩 우울증 약을 복용한 과거력도 있었다. 1년간의 운동처방으로 56kg 감량 성공 하였다.

우선 비만 약물을 2개월 정도 처방하여 복용하면서 여유심박수 50%부터 운동처방 시작하여 2개월에 5% 운동강도 증가를 목표로 운동 실시하였는데, 운동 처방 8개월 만에 고강도 트레이닝이 가능해졌고 혈당은 정상이 되었다. 아마도 젊은 미혼여성이었고 체중감량의 목표도 확실하다 보니 효과가 좋았다.

필자가 동기부여를 확실히 주었던 사례이다. 간헐적으로 복용하던 우울증 약은 중단되었고 생리는 아직 완전히 규칙적이지는 않지만, 많이 호전되었다. 잦은 피부 트러블은 확연히 호전되어 피부과 치료는 거의 받지 않게 되었다. 체중감량이 진행되면서 염증 소견이 호전되어 피부가 매우 맑아졌다. 아직도 몸무게 78kg으로 비만도는 높으나 고강도 운동하는 것이 습관이 되었기 때문에 점차적으로 감량 가능할 것이다.

@ 고지혈증(Hypercholesterolemia)과 운동처방

고혈압이나 당뇨병을 직·간접적으로 경험한 사람이라면 잘 알 것이다. 고혈압, 당뇨와 3종 세트로 거의 함께 붙어 다니는 질병이 고지혈증이다.

구 분	바람직	경 계	위 험
총 콜레스테롤	200미만	200~239	240이상
HDL 콜레스테롤	60이상	40~59	40미만
LDL 콜레스테롤	130미만	130~159	160이상
중성지방	150미만	150~199	200이상

어쩌면 질환이라고 부르는 것보다 고지혈이라는 증상쯤으로 생각해도 될 정도로 당장은 문제 되지 않는다. 그러나, 컨트롤하지 않고 오랫동안 방치하게 되면 고혈압의 원인이 될 수도 있고, 동맥경화 같은 합병증도 유발시킬 수도 있다. 또한 당뇨병으로까지

진행될 수도 있다. 미래의 골칫덩어리인 만성 혈관성 질환을 유발할 수 있는 잠재적 질병의 증상이 고지혈증이다.

그러나, 고지혈증의 단계에서 운동과 식단 습관을 제대로 잡아간다면, 아주 쉽게 건강한 몸으로 만들 수 있다. 우리의 몸은 병이 생기기 전에 다양한 신호를 계속 보내주고 있다. 이러한 질병 신호를 우리가 못 알아차리던지, 알더라도 운동하는 것이 귀찮아서 다양한 질병 신호를 무시한 채 방치하면 가까운 미래에 심각한 질병은 반드시 생기게 된다. 그렇게 되면 건강을 되찾기 위해서는 더 혹독한 대가를 치러야 할 것이다. 어쩌면 건강을 되찾을 기회가 없을지도 모른다. 나이가 들어가면서 건강보다 중요한 것은 없다고들 말한다.

항상 주장하듯이 건강은 건강할 때 지켜야 가성비가 가장 적게 든다. 고지혈증이라는 사전 신호를 무시하지 말라. 약간의 식단 조절과 몇 개월간의 유산소 운동만으로 아주 쉽게 고지혈증은 제압할 수 있다. 운동하지 않고 약 복용으로 근본적인 문제를 절대 해결할 수 없다. 고지혈증은 약부터 복용할 생각하지 말고 제발 운동과 식단으로 컨트롤 하자.

유산소 운동과 근력운동을 통해 불필요하게 많은 콜레스테롤은 운동 에너지로 사용하자. 그리고, 약간의 식단조절도 병행하자.

<u>지금 운동하는데 시간을 내지 않으면 나중에는 병 때문에 시간</u>

을 허비할 것이다. 지금 운동에 투자하지 않으면 나중에는 병 때문에 망할 것이다. 지금 당장 운동하라.

○ 사례 소개

　44세 남자, 체중 94kg, 키 174cm, BMI측정 비만도 38%, 취미는 볼링인 사무직 회사원의 사례이다. 사무직 직장인이다 보니 항상 앉아있는 시간이 많다. 퇴근후 1주일에 2번 정도는 볼링 동호회에서 운동하고 있다. 나름대로 운동은 규칙적으로 하고 있으나, 동호회 회원들과 치맥(치킨과 맥주)내기 볼링게임을 즐기고, 거의 매번 운동후 같이 모여서 치맥을 즐기는 습관이 있다. 최근 직장 건강검진에서 총콜레스테롤과 LDL콜레스테롤이 유난이 높고 전고혈압, 전당뇨 상태로 진단받았다.

　우선 고지혈증 약물만 처방받고 투약중 운동 처방과 식단을 교정받기 위해 내원하였다. 현재 복용중인 고지혈증약을 계속 복용할지 말지를 두고 의논 끝에 일단 처방받은 약은 복용하기로 결정하고 추가 처방 받을지는 나중에 결정하기로 했다.

　볼링을 꾸준히 해왔던 운동습관이 있어 운동 적응력은 좋았지만, 식습관 문제를 평가하기 위해 식단 일기를 적기 시작하고 피드백을 해주었다. 볼링후 습관적으로 먹던 치킨과 맥주를 최소한으로 줄이기를 권고했고 별도의 식단테이블을 제공하였다. 추가약물 처방없이 3개월이후 혈액검사상 총콜레스테롤과 LDL수치는 정상으로 회복되었으나 전고혈압과 전당뇨단계는 적어도 2~3년 정도 고강도 운동을 꾸준히 하면서 체중을 줄여 나가면 좋아질 수 있다는 설명을 하였다. 실제 고지혈증만 본다면 운동과 식습관을 조금만 신경쓰면 쉽게 컨트롤 될 수 있는 증상이다.

@심혈관 질환과 운동처방

주요 심질환의 종류로는 부정맥, 심근증, 선천성 심질환, 판막 질환, 심부전증, 심낭 질환, 고혈압, 동맥 경화증, 협심증과 심근 경색증의 원인이 되는 관상동맥 질환 등이 있다.

이 질환중에서 선천성 심질환은 별론으로 하더라도 오랜 세월 잘못된 생활 습관이 만들어 낸 관상동맥의 협착과 폐색으로 인해 발생되어지는 돌연사의 원인이기도 한 협심증과 심근경색증의 발병원인을 생각하면 정말 답답한 마음이 든다. 심장은 매우 민감한 인체기관이며 자율신경의 지배를 받고 있다. 인체의 혈관길이는 12만km 정도 된다하며 약 지구 3바퀴 둘레의 길이인데, 이렇게 긴 혈관을 건강하게 유지하는 방법은 거의 대부분 평소 생활습관이 결정한다고 보면 된다.

40대 돌연사의 상당한 원인중 하나가 급성 심근 경색증인데, 심장에 혈액을 공급하는 관상동맥이 막혀 심장으로 공급되는 혈액 순환장애로 심근이 죽어가는 병이다.

약으로 질병을 예방하려면 끝이 없다. 얼마나 많은 약을 매일 복용해야 할까? 대한민국은 장수국가에 속하기 때문에 기대수명은 자꾸 늘어나는데 건강수명은 그대로라는 통계가 있다. 이렇게 되면 질병을 치료하는 기간과 비용만 늘어나게 되는 것임을 알아야 한다. 좋은 운동습관과 식습관 말고는 달리 방법이 없다는 것을 꼭 기억하자.

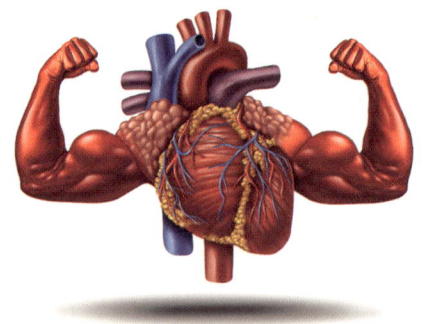

대한심혈관중재학회 참조

심혈관 질환 예방 운동은 우선 적정한 체중을 유지하는 것이 중요하다. 따라서 개인별로 선호하는 유산소 운동을 찾아서 무조건 하라. 그러나 반드시 중고강도 이상의 강도로 운동을 해야 한다. 따라서 운동계획을 잘세워 차근 차근 운동강도를 올려가야 한다. 누구나 할 수 있다. 당연히 근력운동도 병행해야 한다.

◐ **필자의 지인 사례이다.**

키 177cm, 몸무게 96kg, 10여년 전부터 고혈압, 당뇨약 복용중이고 다른 근골격계 질환은 없다. 복부비만이 심하였고 평소 운동은 거의 하지 않는다. 술도 자주 마시는 편이고 흡연자였다. 체육대회에서 약간의 술을 마신 상태에서 달리기를 하다 가슴통증이 심해 쓰러져 의식을 잃어가고 있었다.

확인 결과 급성 심근경색증으로 판단되어 즉시 앰뷸런스로 호송하면서 응급실에 환자상태 설명하고 응급처치 준비하도록 했다. 진단결과 예측대로 관상동맥이 거의 막혀 있었다. 응급 시술을 하여 관상동맥에 스텐트 삽입 시술하는 것으로 마무리 되고 무사히 퇴원하였는데, 지금은 체중 감량을 70kg 초반을 유지하고 운동을 열심히 잘 하고 있으며 물론 금연 중이다.

응급조치가 제때 되지 않았으면 돌연사의 원인이 되었을 것이고 가족들 심정은 어땠을까를 생각하면 끔찍한 일이다. 이런 엄청난 사고를 예방할 수 있는 방법은 너무나 간단하다. 운동습관을 가져야 한다.

@치매(Dementia)는 너무 힘들어!

잘 알고 있듯이 서서히 기억력이 사라지면서 주변의 기억과 가족에 대한 기억이 없어지고 점차적으로 자신까지 잊어버리게 되면서 인간의 존엄성이 사라져 가는 퇴행성 뇌질환이 치매이다.

고혈압, 당뇨를 잘 극복하여 혈관성 질환을 예방하고자 하는 목적이 무엇인가? 주요 사망 원인인 심뇌혈관 질환을 예방하자는 것이다. 운동을 하게 되면 뇌 혈류량도 증가한다. 뇌혈류량이 증가하면 혈관성 치매뿐 아니라 아직 정확한 원인을 규명하지 못하는 알츠하이머성 치매까지도 예방하는 데 도움을 받게 된다.

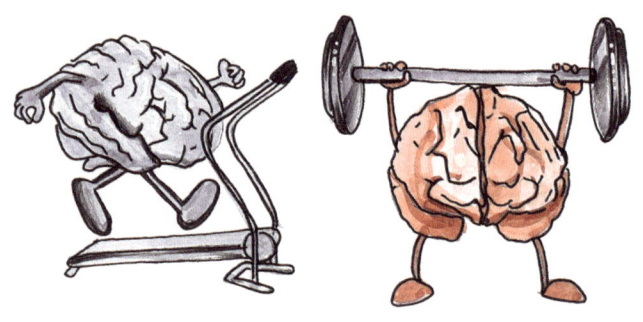

대체적으로 나이가 들어가면서 건강에 자신감이 떨어지게 된다.

누구나 마찬가지다. 걱정이 지나치다 보면 건강염려증도 생긴다. 특히 치매에 대한 걱정은 본인뿐만이 아니라 자식들까지도 근심·걱정이다. 부모님이 건망증 증상이 자주 보이기라도 하면 자녀들은 점점 걱정스러워진다. 왜냐하면 치매가 발병되면 가족 구성원 전체가 힘들어지고 가족이 붕괴될 수도 있기 때문이다. 가만히 앉아서 걱정만 하고 있다고 해결될 것은 아무것도 없다. 당장 일어나 움직여라. 운동해야 한다.

걷는 것만으로도 뇌혈류량이 증가한다.

즉, 신체운동은 결국 뇌운동이다.

@ 뇌졸중(Stroke, CVA)과 운동처방

뇌졸중이란 질환은 흔히 중풍이라고 알려진 병으로 뇌혈관의 경색이나 출혈에 의한 것을 통칭한다. 뇌경색이나 뇌출혈의 부위와 뇌손상 정도에 따라 후유장애 정도가 달라진다.

후유증이 남는 경우 평생 장애를 갖고 살아가야 하기 때문에 노인들에게는 정말 무서운 병 중의 하나이다. 우리나라의 사망 원인 중에 상위를 차지하고 있으며, 뇌신경계 장애의 가장 흔한 원인이다.

뇌졸중은 발병되는 순간부터 운동기능이 상실되고, 감각이 변화하며, 인지기능의 장애 및 혈관성 치매와 언어기능의 장애, 균형감각의 소실, 의식 소실, 연하곤란과 같은 것을 특징으로 하는 신경계 질환이다.

뇌졸중을 예방하기 위해서는 앞서 설명하였듯이 성인병 질환의 가장 기본 원인이 되는 고지혈증, 고혈압, 당뇨가 생기지 않도록 체중 관리와 체지방 관리를 기본적으로 잘해두어야 한다.

<u>필자의 주장은 한결같다. 건강은 건강할 때 지켜야 가장 가성비가 좋다. 어떤 병이던지 나이가 들어서 발병되면 완치되는 것이 쉽지 않다.</u> 특히 뇌신경계의 손상은 원상회복되지 않는다. 아무리 투자해도 낫지 않는 병이다. 가성비도 매우 낮다.

뇌졸중 증상에는 여러 가지 시행되어야 할 재활 운동이 있으나

운동기능에 관한 부분만 이 책에서 다루기로 하겠다. 우선적으로 보행이 자유롭지 못한 후유장애로 인해 운동능력과 인지능력이 급감하게 되는데, 이 또한 뇌손상 정도에 따라 달라진다. 이런 경우 어떤 운동이 가장 적합한지는 보행장애, 인지장애 정도를 평가하여 이에 따라 운동의 종류와 강도가 달라진다. 자력으로 할 수 있는 운동이 제한되기 때문에 상당히 어려움은 많을 것이다.

그러나, 필자의 주장은 <u>아무리 운동하기 어려운 환경일지라도 할 수 있는 운동을 찾아서 해야 된다는 것이다.</u>

<u>앉아서 하던, 누워서 하던, 병상에서 하던, 보조기와 보조장치를 사용하던, 등척성 운동만 하던, 걷기만 하던, 타인의 도움을 받더라도 운동을 하자는 것이다.</u>

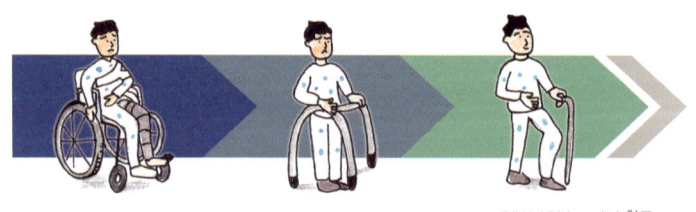

INHA UNI.hospital 참조

아무리 훌륭한 명의를 만난다고 하더라도, 명약을 찾았다 하더라도, 뇌졸중으로 인한 뇌신경 손상에는 현대의학으로도 방법이 없다. 예방이 최선이고 건강을 지켜나가는 대안은 운동뿐이니 꼭 지금 당장 운동을 시작하자. 그리고 반드시 근력운동도 병행하자.

뇌졸중 환자들에게 운동하는 것이 힘들다 하여 그대로 방치한다면 결국은 재발의 위험은 감소하지 않는다. 만약 뇌졸중이 다시 재발한다면, 그때는 정말 힘들어진다. 가만히 있으면 절대 안된다. <u>운동의 궁극적인 목적은 타인의 도움 없이 오늘보다 나은 내일에 대한 희망을 가지는 것으로 생각한다.</u>

❍ 뇌경색으로 진단받고 치료 중인 사례이다.

나이 67세, 남자, 직업은 자영업, 키 168cm, 체중 86kg, 고혈압, 당뇨, 양성 전립선 비대증 및 불면증으로 약 복용 중인 환자이다. 3개월 전에 뇌경색 진단받고 입원 치료 후 운동을 하기 위해 내원하였다. 지금까지 사업체를 운영하다 보니 최근까지 술자리가 잦았고, 40대 중반부터 고혈압과 당뇨약을 복용하기 시작하여 20년 넘게 복용 중인 환자이다.

최근 뇌경색 발병 후 담배는 지금까지 금연 중이라 한다. 다행히 빠른 처치 덕택에 뇌경색으로 손상된 뇌신경 부위 후유증이 경미하고 일상생활하는데 큰 문제 없이 잘 치료되었다.

진찰 소견상 최근 뇌경색 때문에 좌측 상하지 근력이 약간 떨어졌지만 타인의 도움 없이 혼자서 보행 가능하고 집 앞의 나지막한 산을 매일 부인과 같이 등산하고 있다 한다. BMI 38으로 고도비만인데, 특히 허리둘레 40인치로 복부 비만이 심하였으나 다행히 근골격계 문제는 없는 환자였다.

이번 사례처럼 뇌경색 후유증이 경미한 경우는 정말 다행이지만, 뇌경색은 재발될 위험이 아주 높기 때문에 당장 운동을 해야 하고 식습관을 관리받아야 한다. 운동처방전 심폐기능검사, 산소포화도, 혈압, 기초체력검사, 기본 혈액검사 등을 하고, 우선 체중 10% 감량 목표를 정하고 안전하게 여유 심박수 40% 정도의 저강도 운동을 처방하고 2달에 5%씩 운동강도를 올리기로 계획하였다.

뇌경색이 절대 재발하지 않아야 된다는 점은 공감했기에 거의 1년 정도를 전담 운동 트레이너의 관리하에 운동한 결과, 운동강도는 중고강도로 올라왔고, 체중도 78kg으로 감량하여 많이 건강해졌다. 현재 술·담배는 하지 않고 불면증 약은 중단되었으나, 아직 고혈압과 당뇨약은 줄이지 못하고 있다. 꾸준히 개인 트레이너 관리하에 고강도 운동을 하면서 3개월마다 재평가하기로 하고 향후 약물 감량을 위해 피드백하고 있다.

◐ 요양병원을 운영할 당시의 사례이다.

뇌혈관질환으로 완전와상으로 입원해 계신 분들의 경우 변비로 고생하시는 분들을 많이 보았다. 365일 24시간 누워있다가 보니 장운동에 장애를 일으켜 변비가 심하게 발생된다. 변의 딱딱함이 거의 돌처럼 단단한 경우도 있는데 관장을 해도 안되는 경우는 윤활제를 잔뜩 묻힌 손가락을 항문으로 넣어 강제적으로 배출시켜야만 된다. 참으로 안타까운 일이다. 그런데, 이런 환자분들에게 배맛사지 또는 운동장비를 사용하여 복부운동과 장운동을 시키면 호전되는 경우가 많다. 완전와상의 경우도 운동을 하면 이렇게 삶의 질이 달라진다.

@파킨슨 질환(Parkinson's disease)에는 어떤 운동이 좋을까?

파킨슨병은 신경 퇴행성 질환의 하나로, 중뇌의 흑색질이라 불리는 부위의 도파민 세포가 점차적으로 줄어들어 신경전달 물질인 도파민 분비 장애가 생기게 된다. 이로 인해 신경자극 전달에 문제가 발생하여 진전(震顫, 떨림), 근육의 강직(剛直) 그리고 몸동작이 느려지는 서동(徐動) 등의 운동장애와 우울증, 치매 같은 인지장애가 특징인 질환이다.

운동장애가 점차적으로 심해지면 걸음조차 걷기가 어렵게 되고 일상생활을 전혀 수행할 수 없는 상태로 되기도 하며, 낙상의 위험 또한 급격히 높아진다.

또한, 파킨슨성 치매의 원인이 되는 무서운 질환이다. 병의 원인과 경과는 다르지만, 뇌졸중 운동처방에 준하여 운동장애 정도와 인지장애 정도를 평가하여 운동처방을 하면 되겠다.

파킨슨병 재활운동

1 고개 기울이기

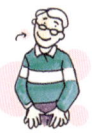
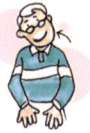

목 근육의 이완을 위해 좌우로 기울인다.

2 팔꿈치 뒤로 당기기

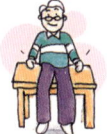
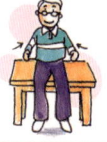

팔꿈치를 구부린 채로 뒤로 가면서 팔을 등에 밀어 넣었다 뺀다. (톱질 운동)

3 몸통 돌리기 운동

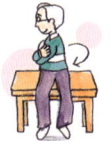
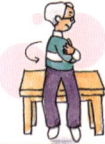

양손을 어깨 위에 올리고 몸통 돌리기를 좌우로 반복한다.

4 몸통 앞으로 숙이기

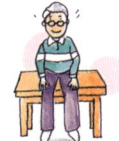
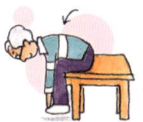

머리를 무릎에 닿도록 숙였다가 일어난다.

모든 운동은 **3회 이상 반복, 매일 30분 이상** 실시하여야 합니다.

5 손목 돌리기

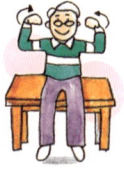

손을 들어 주먹을 쥐고 손목을 밖으로 돌렸다가 안으로 돌린다.

6 무릎 펴 다리 들어올리기

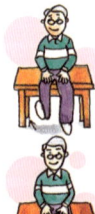
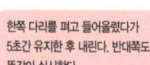

한쪽 다리를 펴고 들어올렸다가 5초간 유지한 후 내린다. 반대쪽도 똑같이 실시한다.

7 무릎과 복부 운동

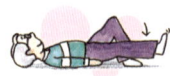
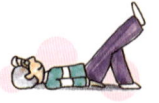
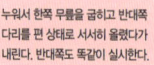

누워서 한쪽 무릎을 굽히고 반대쪽 다리를 편 상태로 서서히 올렸다가 내린다. 반대쪽도 똑같이 실시한다.

8 엉덩이 들기

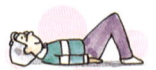
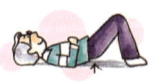

양쪽 무릎을 굽히고 엉덩이를 바닥에서 최대한 높이 들어올려 5초간 유지한 후 내린다.

ssbn.or.kr 참조

모든 환자들의 경우는 반드시 전문가의 정확한 진단과 운동 처방을 받아서 운동해야 한다. 특히 뇌졸중이나 파킨슨 질환자들은 병세에 따라서 음식물이나 침을 삼키지 못하는 연하곤란까지도 발생하여 흡인성 폐렴의 흔한 원인이 되기도 한다.

와상상태의 노인들에게는 흡인성 폐렴이 주요 사망 원인이 되는 만큼 세심한 주의 관찰이 필요하다. 그 때문에 특히 전문가의 세심한 진단 평가와 운동 처방이 필요하며 지속적인 재평가도 받아야 하는 질환임을 명심하자.

● 파킨슨 질환자의 운동사례이다.

76세, 여자, 우측 슬관절 퇴행성 관절염, 중증 골다공증, 요실금, 불면증, 우울증 등으로 복용하고 있는 약의 종류와 개수도 너무 많은 환자분이다. 다행히 파킨슨성 치매는 없다.

60대 후반부터 파킨슨 진단받아 시금까지 약 복용 중인 환자이며 항상 보호자가 동행하여 일상생활하고 있다. 파킨슨 환자는 특징적으로 관절 강직이 동반되고, 손발이 떨리고 움직임이 느려진다. 특히 처음 걸으려고 할 때 상체가 앞으로 기울어지고 넘어질 것처럼 자세가 매우 불안정하다.

이런 사례는 보호자의 도움 없이는 운동하는 것이 매우 불안하기 때문에 앉거나 누워서 할 수 있는 근력운동 위주의 운동에 대하여 보호자 상담을 하였고, 적어도 살아 계시는 동안 대소변은 실수하지 않기를 기대하고 운동을 시키기로 결정하였다. 스스로는 운동할 의지가 없을 것이기 때문에 보호자의 의지가 중요하여 보호자와 꾸준히 피드백하고 있다. 할 수 있는 운동을 찾으면 반드시 할 수 있는 것이 운동이다.

@운동은 우울증(Depression) 예방의 특효

우울증이라는 질환은 무기력해지고 타인과 어울리기 힘들어지고 사회적 고립을 유발하게 된다. 점차적으로 심해지면 자신감 상실, 무기력감, 불안, 의욕 저하, 식욕 장애(신경성 식욕부진증, 신경성 대식증, 폭식 장애 등), 수면장애(불면증 혹은 과수면증) 증상까지 생기게 되는 질환이다. 증상이 심해지면서 자살 충동까지 생기는 위험한 질병이다. 노인의 경우에는 집중력과 기억력이 떨어져 치매 증상과 가끔 혼동이 생길 수도 있다.

앞으로 1인 가구가 늘어나는 대한민국의 미래가 우울증을 어떻게 극복하느냐 하는 것이 사회적 과제가 될 것이다.

이와 같은 이유로 정신과 의사들이 우울증에 대한 치료로 매일 꾸준히 적당한 운동을 하라고 권장하는데, 운동이 "행복 호르몬"이라고 알려진 세로토닌과 엔돌핀 수치를 높인다는 많은 연구논문들이 있다.

운동을 통한 새로운 사회적 만남이 형성될 수 있으며, 건강에 대한 자신감과 자존감이 강해짐으로 우울증 예방과 치료에 아주 긍정적인 방법이다. 때문에 운동을 통한 사회적 네트워크를 확대하는 것을 우울증 예방법으로 적극 추천하고자 한다.

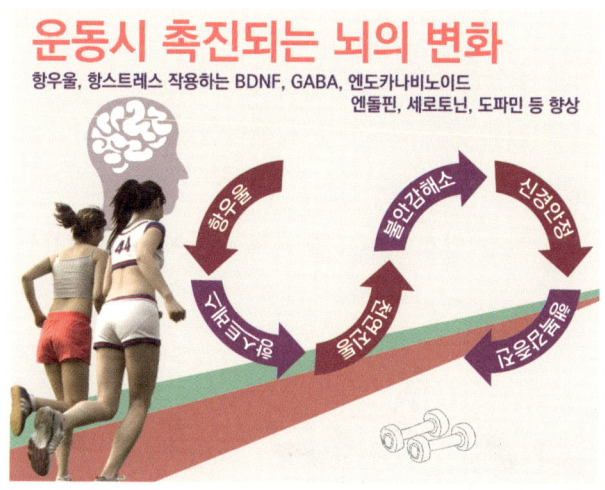

HiDoc 참조

 필자의 운동 경험을 잠시 소개하면, 병원경영으로 머릿속이 복잡할 경우, 혼자서 천천히 멀리 달린 뒤 샤워하고 나면 복잡한 생각이 간단 명료하게 정리되는 데 도움을 많이 받았다. 생각이 복잡하면 운동하기를 추천한다.

@운동하는 청소년은 사춘기도 없다

 청소년기 자녀를 둔 부모들이 대부분 힘들어하는 고민거리는 애지중지 키워온 자녀들의 사춘기 증상 때문이다. 부모에게 반항적인 행동을 하고, 대화가 단절되기도 하고, 혹시나 학교생활에 문제가 있지나 않을까 걱정하면서 자녀들의 눈치만 보고 있는 부모들이 상당히 많을 것이다. 더욱이 사춘기 때를 잘못 보내 공부시기를 놓치지나 않을까 걱정되기도 하고, 자녀가 잘 못 성장 할까 항상 노심초사일 것이다.

실제 필자가 메디칼 스포츠 운동 센터를 운영하고 있을 당시, 심한 사춘기 증상으로 인해 우울증까지 앓고 있던 학생들에게 운동을 통하여 아주 쉽게 극복시켰던 경험들이 많이 있으니 걱정 마시라.

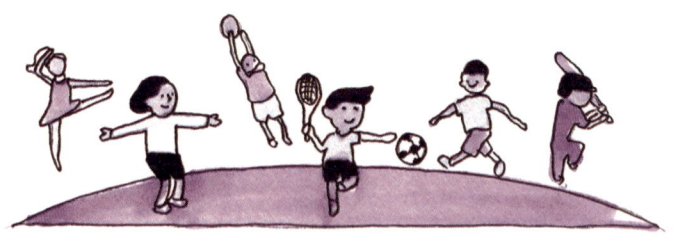

운동을 하게 되면 우선 자신감부터 생기기 시작한다. 이러한 자신감이 사회성을 길러내고, 교우관계가 좋아지면서 긍정적이고 적극적으로 생각이 변화되면서 우울증 증상들이 호전되는 것을 경험하게 될 것이다.

무조건 운동을 시작하자. 어릴수록 좋다. 더 높아진 자존감으로 사춘기는 사라질 것이다. 어릴 때의 운동은 혼자 하는 운동보다 함께 할 수 있는 운동 종목을 권하고 싶다. 또래 친구들과 운동을 함께하면서 인적 네트워킹을 넓혀주고 사회성을 길러 줄 수 있도록 해주자.

○ 사춘기 증상이 심해져 우울증으로 인한 불면증이 동반된 사례이다.

나이 17세, 고등학교 1학년, 여자, 우울증과 불면증으로 정신과 진료 중인 상태이며, 불면증 약은 가끔씩 복용하고 있다. 중학교 때까지는 아무런 문제 없었던 약간 내성적 성향의 학생이다. 고등학교 진학 이후 성적 때문에 유난히 혼자서 고민을 많이 하고 가족과는 대화가 없다 한다. 평소 내성적인 성향이다 보니 운동을 해본 경험은 전혀 없었다.

진찰 소견상 우울증과 가끔씩 불면증 약을 먹는 것 외에는 별다른 소견이 없었기에 자존감과 자신감만 회복이 되면 간단하게 해결될 것으로 판단되었다. 성적 때문에 고민하는 학생이다 보니 운동하는 시간을 내도록 설득시키는 것이 약간 어려웠지만 보호자 상담을 통해 주말을 이용해서 최소한의 시간만 트레이너의 도움을 받아 운동 기초를 배우기로 하고, 주중에는 부모님과 같이 홈트레이닝을 3개월만 하기로 약속하였고, 3개월 동안은 조금이라도 좋으니 매일 운동하기로 다짐받았다.

그리고 부모님에게 매일 운동량을 기록하도록 하고 피드백 받기로 하였다. 약속한 3개월이 지난 후 어떻게 변했을까? 운동 시작 후 두 달도 지나지 않아 매일 복용하던 우울증 약은 중단했고 당연히 불면증은 그전에 사라졌다.

운동을 통해서 자신감과 자존감이 생긴 것이고 오히려 이제는 운동 습관이 길러져 부모님과 주말에는 등산도 같이 다니면서 대화가 많이 늘었다. 약으로 해결되지 않는 본질적인 부분까지도 어렵지 않게 해결할 수 있는 운동의 효과는 정말 특별하다.

@ 여러분의 골반 건강(Pelvic health)은 어떤가요?

나이가 들면서 서서히 골반이 전방으로 전위되고 좌우 균형이 무너지고 골반 회전이 발생하는 경향이 있다. 어쩌면 일상생활을 하면서 잘못된 자세로 인해 올 수밖에 없는 불가피한 측면도 있는 변화이다.

나이가 들어가면서 인체의 퇴행적 변화 중에 골반 각도가 전방으로 전위되어 척추 전만증이 생기고, 좌우 균형이 무너져 척추 측만증의 원인이 되는 경우가 아주 많다.

요즘 개발돼 나오는 체형분석 장비를 통해 쉽게 골반의 상태를 확인할 수 있다. 체형 분석자료를 근거하여 운동 처방을 받아 운동하다 보면 문제가 되는 골반 각도가 좋아지고 불균형의 원인이 사라지게 되고 척추 질환의 상당 부분이 호전되는 경험을 하게 될 것이다.

아래의 장비는 필자가 실제로 체형분석을 위하여 사용하였던 장비인데, 여러 회사에서 만들어지는 유사한 장비들도 있는 것으로 안다.

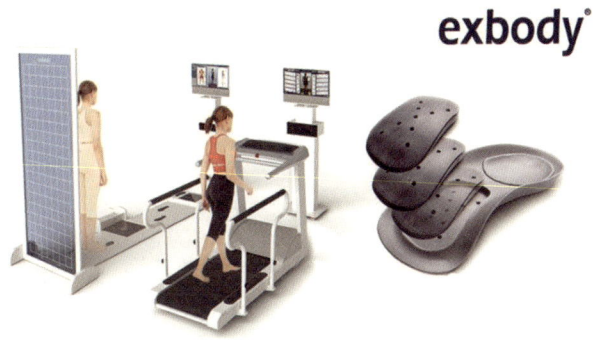

전체 골반과 관련 있는 근육군을 4부위로 나눌 수 있는데, 이 4개의 근육군별로 역할이 정해져 있다.

골반을 전방으로 회전시키는 근육, 특히 등근육과 대퇴사두근육군이 강해지면 골반이 전방으로 더 틀어지게 되어 전만증이 심해진다. 반대로 엉덩이 근육과 햄스트링 근육군, 복근이 강해지면 골반이 전방 전위되는 것을 막아 줄 수 있다. 골반 각도의 전위는 위에서 언급한 근육의 불균형으로 호전될 수도 있고, 악화될 수도 있다는 것이다.

또한 척추 측만증의 경우도 골반의 좌우 밸런스가 무너지면서 천천히 진행되어 점차 심해지면서 수술을 하지 않으면 일상생활을 할 수 없을 정도로 변형이 생기고 고통을 동반하게 된다.

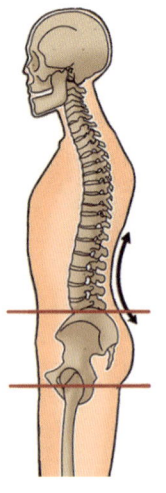
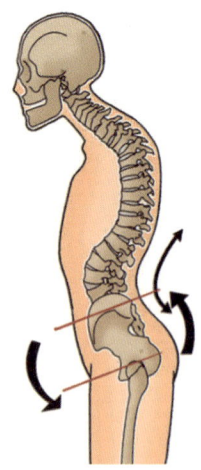

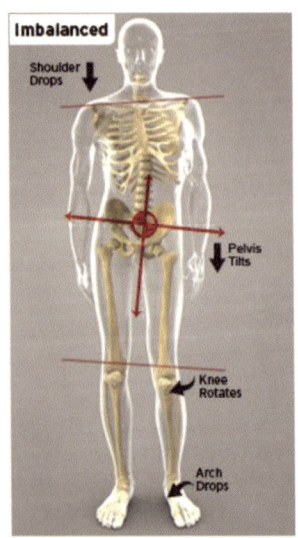
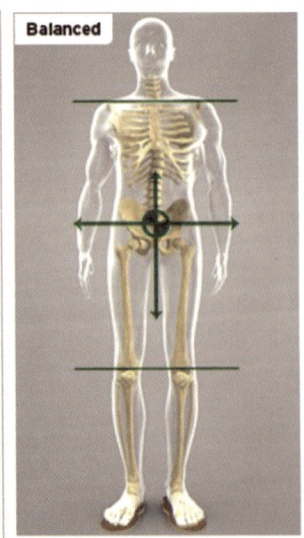

이러한 척추 측만증을 교정하기 위한 운동요법으로 척추관절 분절운동인 슈로스 운동을 전문적으로 하는 재활병원과 재활센터들도 많이 있다. 결국은 운동을 통한 근육의 밸런스를 교정하는 것이 우선되어야 한다. 따라서 운동이 생활화 되어져 있으면 골반의 밸런스가 무너지는 것을 예방할 수 있으며 곧고 반듯한 체형을 유지할 수 있다.

항상 강조해 왔듯이, 근육의 밸런스가 근파워나 근육량 못지 않게 중요하다. 메디칼 스포츠 개념을 충분히 숙지하고 있는 잘 훈련된 전문가에게 운동처방 받는것이 질병을 치료하고 예방하는데 정말 중요한 필수 요소이다.

때문에 반드시 전문가에게 도움받기를 권한다.

@ 고관절(Hip joint) 질환과 운동처방

고과절에서 관절보존술 및 인공관절 치환술을 받아야 하는 질환으로는 무혈성 괴사, 고관절 형성 부전증, 퇴행성 관절염, 류마토이드 관절염 등이 있다. 그 외에도 낙상과 같은 외상성으로 고관절 부위 골절이 고령의 노인들에게는 심각한 문제가 된다.

특히 여성 노인들의 낙상은 거의 대부분이 골절로 이어진다. 게다가 고관절 부위의 골절은 당장 보행을 할 수가 없는 상태가 되어버리는 것이 낭패다. 불가피하게 골절 때문에 수술을 받아야 되는 경우가 다반사이고, 아무리 수술을 잘했더라도 수술 후 병상에서 와상 상태로 있는 기간이 길어질수록 그동안의 근육 소실로 인해 심각한 후유증을 남기게 된다. 노인의 경우 낙상에 의한 고관절 골절의 발생으로 1년 이내에 사망할 확률이 80% 이상이 될 정도로 문제가 심각하다.

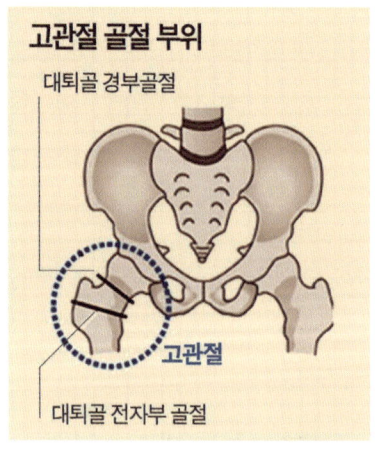

대한고관절의학회 참조

따라서 근육 감소증에 대한 대비를 미리 하지 않으면 노인이 되어 일상생활에서 있을 수 있는 사소한 사고로도 돌이킬 수 없는 심각한 문제가 생길 수도 있다는 것을 꼭 명심하자. 여러분들의 건강한 미래를 위해서 지금 당장 운동 시작하자. 반드시 근력운동도 병행하자.

@낙상(Fall down, Slip down) 예방과 운동처방

앞에서도 설명하였듯이 노인의 낙상은 너무나 심각한 문제를 일으킬 수 있기 때문에 미리 준비하고 예방하지 않으면 하루아침에 낭패를 당할 수 있는 것이 낙상으로 인한 골절이다.

낙상은 근력운동과 밸런스 운동으로 상당수 예방할 수 있다.
필자는 실제로 노인병원을 운영하면서 경험하였던 참으로 안타까웠던 사례가 많았다.

특히, 골다공증이 심한 여성 노인 낙상의 경우는 대부분 골절이 생겼다. 특히 고관절 골절로 인해 수술 이후 병상 생활을 하면서 근육감소가 진행되어 더 이상 걷기 힘든 사례들도 수없이 경험했다. 어쩌면 노인의 경우 암이나 뇌졸중만큼이나 무서운 병이 낙상에 의한 골절이라 해도 과언이 아닐 것이다.
그림에서 볼 수 있듯이 평소에 일상 생활 속에서도 운동을 꾸준히 해두어야 한다.

특히 밸런스 운동과 근력운동을 해두어야 낙상을 예방할 수 있다.
아무리 명의를 만나고 좋은 약을 먹었더라도 근력운동을 하지 않으면 낙상을 예방할 수는 없다는 것을 명심하자.
운동이 최선이다.

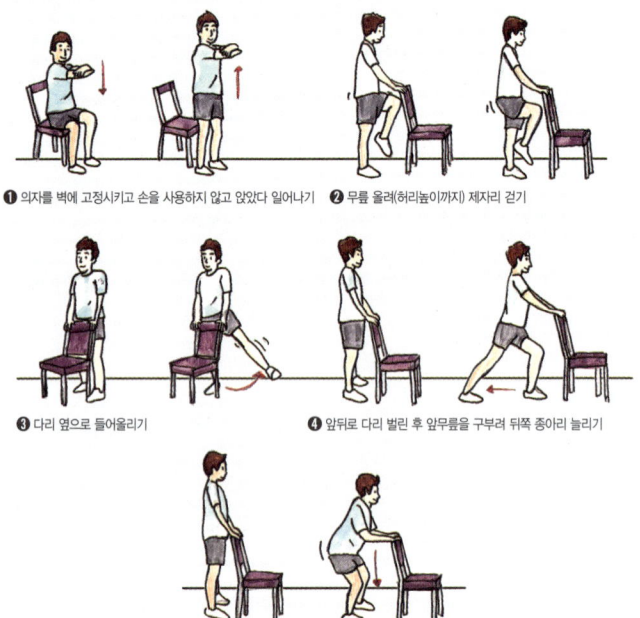

@ 거북목(Turtle neck)과 운동처방

평상시 척추의 건강은 바른 자세 습관을 들이는 것이 가장 기본이다. 과연 바른 자세를 유지한다는 것은 어떻게 할 수 있는 것인가에 대한 의문을 가져야 한다. 왜냐하면, 바른 자세로 앉기 싫어서 자세가 흐트러지는 것이 아니다. 누구나 바른 자세로 앉아 있고 싶지만, 이미 근육의 밸런스가 무너져있기 때문에 의식적으로 바로 앉는 경우를 제외하고는 무의식적인 근육의 습관대로 자세가 저절로 바뀌게 되는 것이다.

　바른 자세가 아니더라도 습관된 근육의 모양대로 해야 본인은 편한 느낌을 갖게 된다. 자세가 흐트러진 사람은 흐트러진 상태로 있을 때 오히려 몸이 편하고 자연스럽다는 의미이다. 결국은 근력운동을 통해서 근육의 밸런스가 반듯해지면 흐트러져 앉는 것 자체가 불편해질 것이다.
　즉, 평상시 근력운동을 해서 근육의 밸런스를 잘 잡아두기만 하면 무의식적으로 앉게 되더라도 습관적으로 균형 잘 잡힌 상태로 앉아 있게 된다.

　거북목이라고 알려진 경추부 변형 역시 승모근을 위주로 한 등 근육이 강하면 거북목처럼 고개를 숙이고 장시간 자세 유지하는 것 자체가 오히려 불편하기 때문에 자세를 고쳐잡게 된다. 거북목이 있는 사람의 모습을 보면 굽은 등과 라운드 숄더를 동반해 있는 경우가 많은데, 결국은 등 근육이 약화된 것이 원인이다.
　휴대폰 같은 디바이스들이 너무 많은 정보와 볼거리가 많기 때문에 현대를 살아가는 우리들에게는 하루라도 스마트폰 없이 살아가기가 힘들 정도로 필수품이 되어버렸다. 오랫동안 고개를 숙이고 휴대폰을 바라보는 자세, 이것이 거북목의 주요 원인이다.

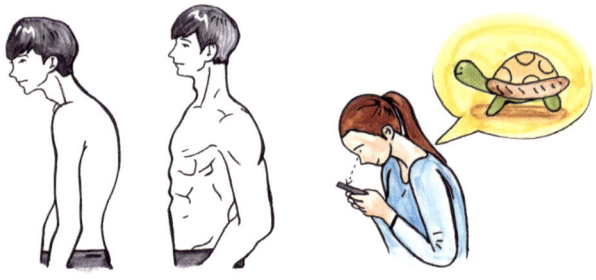

머니투데이 참조

아마 여러분들도 휴대폰 없이 하루를 살아야 한다면 쉽지 않을 것이다. 이제는 현대인의 필수 아이템이 되어버린 휴대폰 때문에 거북목은 더 많아질 것이다. 필수품인 휴대폰을 사용하면서 거북목을 예방하는 것은 결국은 운동뿐이다.

여러분들도 휴대폰을 들여다보는 시간이 하루 중에 몇 시간 정도 될까? 이렇게 고개가 숙여지는 것을 방해하는 근육이 승모근이며, 등 근육 중에서 승모근이 상당히 큰 근육인데 승모근 운동을 평소에 잘해둔 사람이라면 고개를 오랫동안 숙이게 되면 승모근 때문에 오히려 불편감을 느끼게 될 것이다.

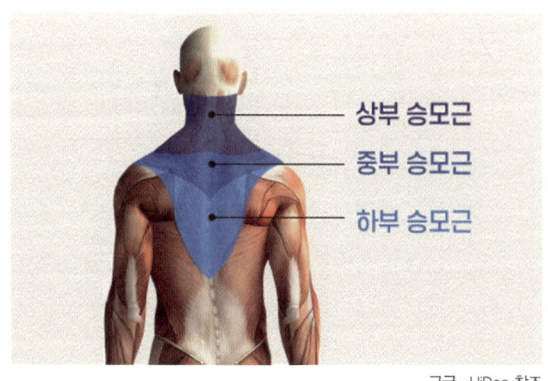

구글-HiDoc 참조

승모근을 강화시키는 운동을 평소에 꾸준히 해주어야 거북목을 예방하고 치료할 수 있다.

보디빌더들이 대체적으로 자세가 곧은 것을 볼 수 있는데, 근력과 근밸런스로 자연스럽게 올바른 자세가 유지되는 것이다. 바른 체형을 위해서 반드시 근력운동을 병행해야 한다.

@ 일자목(Military neck)과 운동처방

일자목도 경추부의 문제이지만 거북목 발생 원인과는 차이가 있다. 말 그대로 경추부의 정상적인 곡선이 무너져 일자 형태의 경추 배열이 되어 생기는 현상이다. 일자목으로 인해 경추부 신경압박증상이 매우 극심하여 병원을 찾는 경우가 많은 병이다.

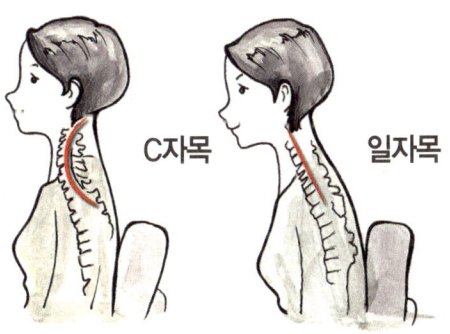

미디어데일 참조

위의 그림에서 보여주듯이 정상적인 경추부의 곡선은 자연스러운 C자 형태를 가지고 있는데, 취침 시 높은 베개를 사용한다든지, 거북목의 발생 원인과 동일한 이유로 인해 진행되는 질환이다. 통증으로 인해 아주 성가신 현대인 병이 거북목과 일자목이다.

　거북목의 경우와 일자목도 같은 관리 방법이지만, 취침할 때 가능하면 낮은 베개를 사용하던지 아예 베개를 사용하지 않는 습관도 좋겠다. 또한 나지막한 경침을 사용하는 것도 상당히 도움이 될 수 있다. 경침의 높이가 너무 높으면 경침 때문에 오히려 불편감을 호소하는 경우가 많기 때문에 자신에게 적합한 경침을 구해서 사용해 보기를 권한다.

　실제로 경침을 사용해 보면 처음에는 많이들 불편감을 호소한다. 당연히 일자목이나 거북목으로 변형된 경추를 경침을 사용하여 강제적으로 바로 잡으려니 불편할 수밖에 없다. 일자목이 점차 해소되면서 경침 사용으로 인한 불편감도 점점 줄어들고 나중에 편안해질 것이다.

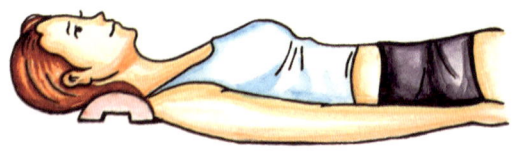

　이렇듯이 경침 사용의 불편감 때문에 다른 문제가 있는 것은 아니니 꾸준히 사용하기를 권한다. 경침의 종류도 다양하니 본인에게 적합한 것을 찾는 것도 요령이다. 도저히 불편해서 사용 불가능하면 우선 수건을 말아서 사용하다가 적응되면 경침으로 바꾸기를 권한다. 운동은 역시 거북목과 동일하게 승모근 강화 운동을 권한다.

운동은 주사와 약처럼 금방 효과가 나타나는 것이 아니다. 그러나 운동은 주사와 약으로 치료 불가능한 체형 교정도 가능하고, 통증으로부터 자유로울 수 있으니, 장기적인 계획을 세워 반드시 실천하기를 바란다. 운동 습관을 들이는 사람만이 이렇게 반복적으로 재발하는 지긋지긋한 통증으로부터 해방될 것이다.

믿어야 한다. 운동 실천만이 유일한 해결책이다.
여러분들의 관절은 근육, 힘줄, 인대에 의해 유지되고 있다는 것을 명심하시라.

❂ 사례 소개

나이 37세, 여자, 직업은 프리랜서 작가, 키 163cm, 체중 72kg, BMI 36으로 고도비만이며, 경추부와 양측 어깨로 이어지는 통증을 주증상으로 내원하였다. 직업이 작가이다 보니 컴퓨터 업무가 상당히 많고, 앉아있는 시간이 많아 운동은 거의 해본 적 없다 한다.

진찰 소견상 경추부 일자목과 요추부 측만증 소견 외에는 아직까지 별다른 이상은 없었다. 일자목에서 발생되는 어깨 쪽으로 항상 무거운 짐을 지고 있는 것 같은 통증과 가끔씩 생기는 요통 때문에 몇 해 전부터 고생을 하고 있고 여간 신경 쓰이는 것이 아니라 한다. 운동을 그동안 전혀 하지 않았기 때문에 우선 운동 습관을 들여야 하는 이유에 대하여 충분히 설명하고 6개월 정도 트레이너의 도움을 받기로 하고 여유 심박수 50%부터 시작하여 운동강도를 월 5% 정도 올릴 수 있도록 운동처방을 하였다.

6개월 정도 지나면서 고강도 트레이닝까지 가능해졌고 밤새워 작업하다 보면 가끔씩 통증이 있으나 평소에는 통증이 거의 없다 한다. 체중이 10kg 감량되고 체지방 11.5kg 감소, 근육량 1.5kg 증가되면서 스스로 달라진 체력과 핏해진 몸에 자신감이 생겼다 한다. 식단구성을 약간 바꾸어 주고 가급적 베개를 사용하지 않도록 하였다.

운동하지 않으면 반드시 요요현상이 올 수 있다는 것에 대하여 충분히 상담하고 운동일기를 적어보도록 권하고 지속적으로 피드백 진행 중이다. 아마도 이 환자의 경우에는 운동을 시작하지 않았다면 조만간 고혈압, 당뇨가 올 수 있는 확률이 아주 높은 상태였다.

@ 척추 전만증(Lordosis)과 운동처방

척추 전만증은 골반의 전방 경사각이 중요한 진단 기준이 된다. 젊을 때보다도 나이가 들어감에 따라서 골반이 전방으로 더 기울어지는 경향이 있다. 이러한 전방경사가 진행되는 이유는 골반에 영향을 미치는 근육군들의 밸런스에 문제가 생긴 경우가 많다.

다음 페이지의 그림처럼 골반 위에 요추가 얹혀 있다 보니 골반이 전방으로 회전하면서 요추부가 전방으로 휘어지는 것을 전만증이라 한다.

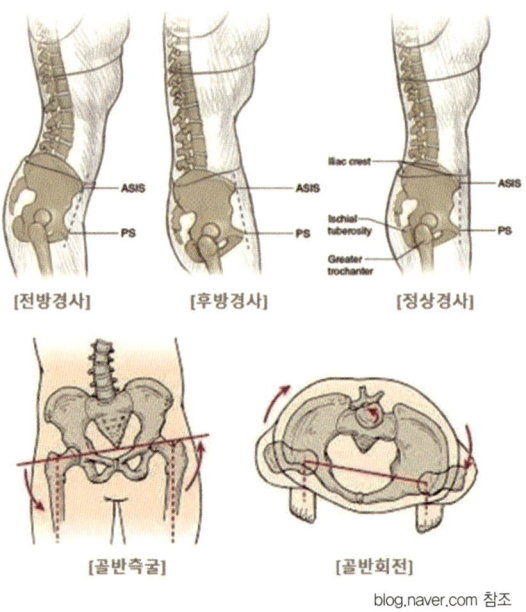

[전방경사] [후방경사] [정상경사]

[골반측굴] [골반회전]

blog.naver.com 참조

나이가 들어가면서 요통의 직접적인 원인은 요추부 퇴행성 변화 때문이겠지만, 이러한 요추의 변화는 골반과 상당 부분 연관돼 있다.

골반은 척추기립근과 대퇴사두근이 골반을 전방으로 회전시키는 데 영향을 주게 되는데, 상대적으로 복근과 엉덩이 근육, 햄스트링 근육운동을 더 강화시켜 골반 전방 회전을 막아야 한다.

필드에서 설명하면 쉬운데, 글로써 설명 하다 보니 이해되지 않는 부분이 있겠지만, 근육의 밸런스 운동으로 전만증이 개선되고 고질적인 허리 통증 역시 개선될 것이다.

　허리 통증이 있는 경우에는 윗몸일으키기를 해서는 안 된다고 딱 잘라 표현하는 사람들도 있으나 이는 과한 표현이다. 복근 운동은 잘 알다시피 윗몸일으키기를 기본으로 하지만, 윗몸일으키기의 각도를 개인별, 증상별로 적절히 조절하면 얼마든지 가능하다. 모든 운동이라는 것이 기본 틀에서 개인별, 증상별로 변형된 응용 운동 방법은 셀 수 없을 정도로 다양하니까 참고하기를 바란다.

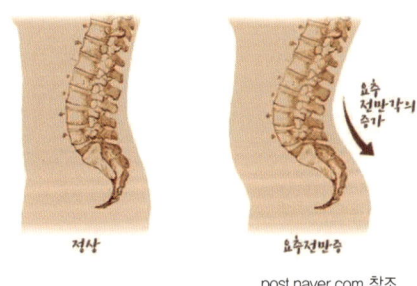

post.naver.com 참조

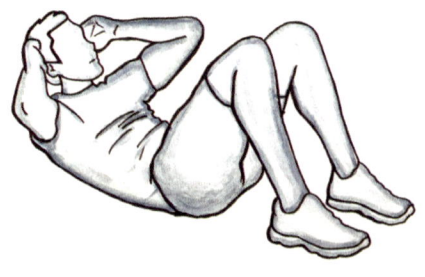

　햄스트링 강화 운동은 아래의 그림을 기본으로 하고 이 역시 굴신 각도별로 다양한 응용 동작들이 있으니 참고하기를 바란다.

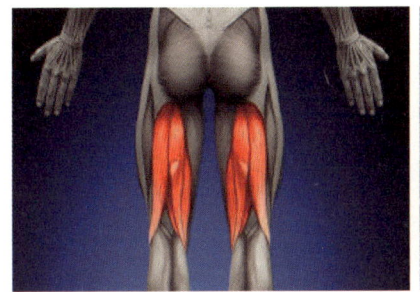
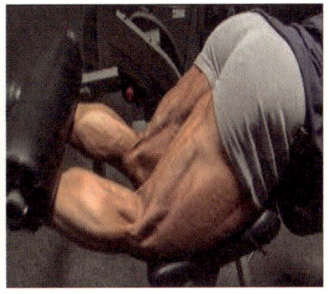

brunch.co.kr 참조

@척추 후만증(Kyphosis)과 운동처방

앞서 척추 전만증을 보상하기 위하여 연관된 척추에서 벌어지는 보상기전으로 후만증이 생기게 된다. 요추부의 전만증이 흉추부의 후만증으로 보상되게 된다. 따라서 전만증의 원인을 잘 교정해주면 후만증도 같이 보상적으로 호전을 시킬 수 있다고 하겠다.

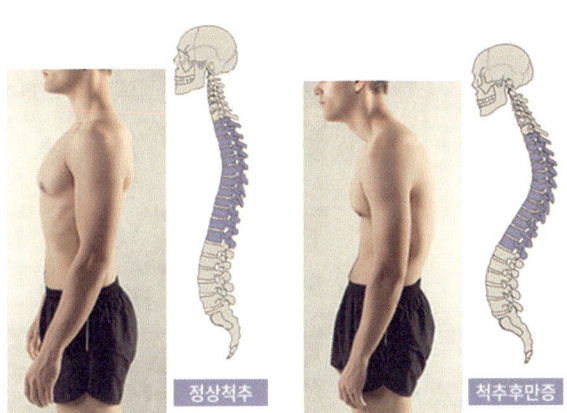

대한척추신경외과학회 참조

체형분석을 통해 골반의 전방 경사각을 지속적으로 측정해가면서 전문가의 운동 처방을 받는 것이 골반교정에 많은 도움이 될 것이다. 반드시 운동으로 교정될 수 있는 척추 질환이기에 운동에 관한 신념을 가지기를 바란다.

여러분들의 몸은 항상 큰 문제가 발생하기 전에 여러 가지 방법으로 여러분들이 대비할 수 있도록 사전에 시그널을 친절하게도 보내주고 있다. 이런 시그널을 무시하고 방치한다면, 안 먹고 안 쓰고 모은 노후 자금이 다 소진될 때까지 병마와 평생을 싸워야 할 것이다.

통증을 못 견뎌 약을 먹거나 주사를 맞거나 수술까지 받게 되더라도 운동은 당장 시작되어야 한다. 완벽한 컨디션일 때만 운동을 하는 것이 아니다. 몸 상태가 안 좋아 다소 컨디션이 떨어지고 통증이 있더라도 전문가의 세심한 관리하에 운동강도 조절만 해준다면 전혀 문제없다. 당장이라도 운동을 시작하지 않으면 동일한 질환의 재발을 막을 수 없다는 점을 반드시 기억하기 바란다.

@ 척추 측만증(Scoliosis)과 운동처방

인체의 중심부, 핵심부 즉 코어부분은 어디를 말할까?

위로는 횡격막부터 아래로는 골반기저근에 위치하는 부위가 코어라 정의한다. 그 위치에 있는 근육을 코어근육이라 보면 되겠다.

그러면 코어근육의 대표적인 근육이 척추를 둘러싸고 있는 등 근육(승모근하부, 광배근, 척추기립근 등)과 앞쪽의 복근(복직근, 복횡근, 내복사근, 외복사근 등) 그룹을 말하며, 코어근육 제일 아래쪽 경계 부분이 골반 기저부이고 골반을 구성하는 좌우 장골(엉덩뼈)과 그 사이에 있는 천(추)골(엉치뼈)이 있고 천(추)골 위에 다섯 개의 요추가 위에 얹혀있다.

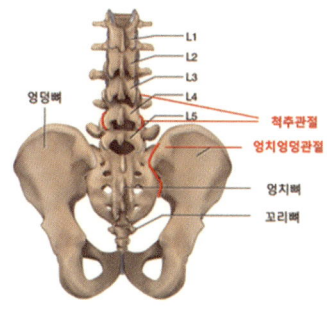

대한척추신경외과학회 참조

따라서, 골반의 좌우 밸런스가 무너지면 천추골 위에 얹혀있는 요추부에 변형이 초래되어 측만증의 시작이 된다. 골반에서 시작된 측만이 요추부를 거쳐 흉추부, 경추까지 아래의 그림처럼 측만증이 이어지게 된다.

인체는 어느 한 곳이 무너지면, 무게중심을 잡아주기 위해 또 다른 곳으로 힘의 균형이 이동된다. 아래의 그림처럼 요추부에서 측만증이 생긴 반대 방향으로 흉추부에서 보상기전이 작동되고 경추부까지 연쇄적으로 보상작용이 진행되는 것이다.

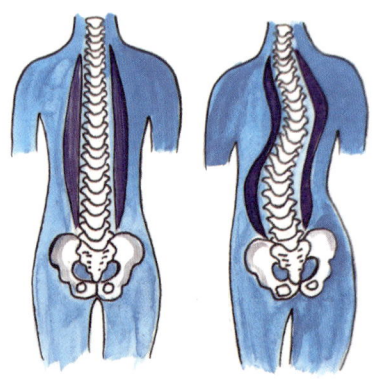

대한척추신경외과학회 참조

인체는 참 신비로운 것이다. 또한 인체는 큰 병이 생기기 전부터 여러 가지 시그널을 끊임없이 보내주고 있다. 단지 깨닫지 못하고 전혀 대비하지 않은 결과가 통증으로 나타나고 심하면 수술까지도 해야 할 정도의 척추 질환이 되는 것이다.

측만증이 있는 환자들은 측만증의 원인을 우선 잘 파악하자. 그렇게 해야 골반의 밸런스를 잡고 측만증을 교정해 줄 수 있다. 척추 분절운동인 슈로스 운동은 스트레칭시킬 근육과 강화할 근육을 잘 구분하여 운동하게 될 것이다. 좋은 운동 습관이야말로 건강한 척추를 만들 수 있다는 것이 필자의 신념이다. 아무쪼록 이 책을 접한 독자들은 지금 당장 운동을 시작하고 운동 습관을 잘 길러가길 바란다. 운동은 절대 개념 없이 하면 안 된다.

운동은 과학이고 의학이다. 꼭 명심하시라.

슈로스 분절운동은 아래의 그림을 참고하면 좋겠다.

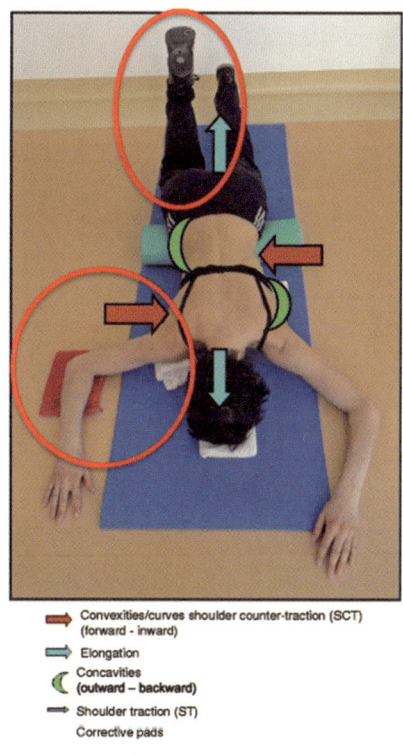

송파척추측만증 특화 운동센터 참조

　　슈로스 운동 역시 운동의 개념만 이해하면 다양한 방법으로 응용이 얼마든지 가능하다. 우리나라의 청소년들이 잘못된 자세로 인해 측만증 환자가 너무 많다. 실제로 측만증으로 수술까지 하는 경우를 보면 안타까울 따름이다. 수술까지 가는 경우는 미리 우리 몸에서 여러 가지 시그널을 보내주었는데도 불구하고 운동을 실천하지 않은 탓으로 보면 되겠다.

아래는 측만증 환자들을 비수술 요법인 운동 전후 사진으로 교정한 사례들을 소개한 엑스레이 사진인데 참고하기를 바란다.

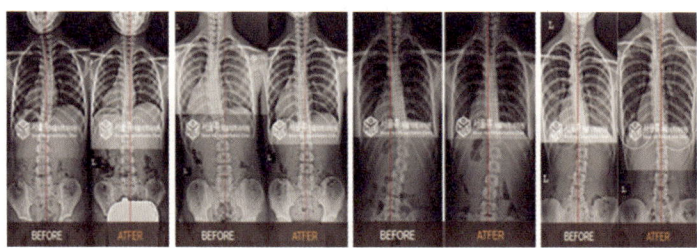

아래는 수술적 요법으로 측만증 교정한 엑스레이 사진인데 어떤가? 수술 부위 전체에 금속 고정된 것을 보고 어떤 생각이 드는가?

이래도 운동을 하기 싫은가?

아직도 망설이고 있지는 않으리라 믿는다.

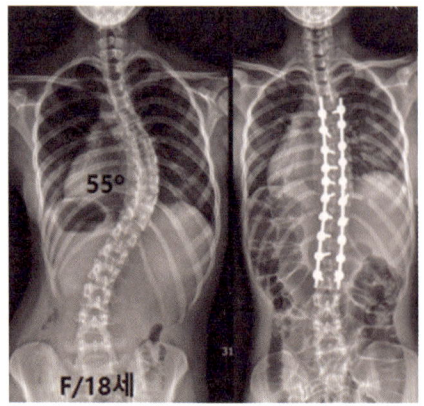

@골다공증(Osteoporosis)과 낙상(Fall down)

노인이 되면서 골다공증이 진행되는데, 특히 여성의 경우 남성보다 골다공증이 심하게 온다. 갱년기 증상을 느끼는 경우도 여성이 남성보다 정도가 심하다. 여성의 경우 특히 여성호르몬이 급격히 줄어드는 폐경기 즈음부터 골다공증이 빠르게 진행된다.

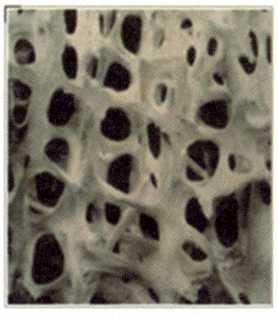
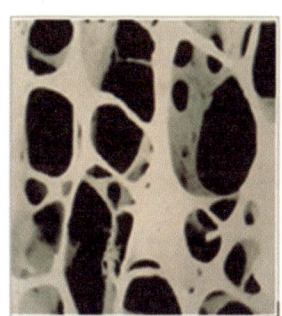

〈정상 골조직〉　〈골다공증 골조직〉

대한척추신경외과학회 참조

필자는 노인병원을 경영했던 경험을 되돌아보면, 낙상이 노인의 일상 생활 중 얼마나 무섭고 심각한 것인지에 대하여는 너무나 잘 알고 있다.

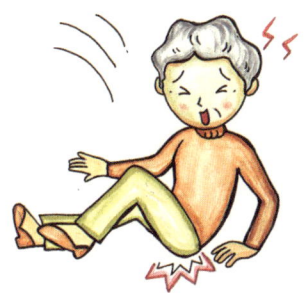

젊은 사람들과 달리 노인의 낙상은 거의 골절을 동반한다. 남성보다 여성 노인의 골절 빈도가 훨씬 높다. 특히 대퇴골절, 골반 골절, 척추압박 골절이 생기게 되면 마취의 위험성으로 인해 수술하기도 쉽지 않고, 수술 이후 회복도 잘 안 되기 때문에 여러 가지 어려움이 많다.

그러나 이런 어려움을 극복하고 수술을 무사히 잘 마쳤더라도 회복을 위해 병상에서 1~2개월 정도 와상 상태로 있어야 한다. 병상에 누워있는 기간 동안 운동을 할 수 없었기 때문에 근육은 회복 불능 상태로 감소하여 있을 것이다.

수술은 잘 되었다 하더라도, 그 이후 근력 회복이 문제다. 그래서 요즘은 수술 이후 하루라도 빨리 운동을 시작하는 것이 트렌드이다. 운동의 중요성을 엿볼 수 있는 부분이다.

평소에 운동을 꾸준히 해온 노인들은 낙상 빈도도 낮지만, 낙상하더라도 지속적으로 해온 운동 덕택에 골밀도가 높아 골절률도 낮다.

재활 운동을 열심히 하더라도 예전처럼 걷기가 어렵게 되고 다시는 못 걷게 되는 경우도 허다하다. 그 이유는 노인의 경우 한번 소실된 근육을 다시 회복시킨다는 것이 너무나 어렵기 때문이다. 근육이 몸을 제대로 지탱하지 못하면 타인의 도움 없이는 걷지 못하고, 남은 삶을 병상에서만 있어야 하던지, 겨우 휠체어에 의지한 채 이동할 수 있을 뿐이다.

물론 대소변은 기저귀를 사용해서 해결해야 될 것이다. 따라서 남은 삶의 질은 급격히 저하되고 이로 인해 우울증에 빠지고 일상이 무기력해지게 되는 것을 필자는 너무나 많이 보아왔다. 노인의 낙상을 예방하기 위해 평소 근력운동과 밸런스 훈련을 하지 않으면 안된다. 언젠가 여러분들도 운동을 하지 않으면 이런 위험에 놓이게 될 수 있다는 것을 명심하고 지금 당장 운동하기 바란다.

운동은 습관만 들이면 운동하는 것은 어렵지 않다. 일상의 루틴이 되는 것이다. 부교감신경을 자극하여 스트레스 해소시켜 주는 가성비 최고의 방법이 운동이라 확신한다.

골다공증에 효과적인 운동은 유산소 운동보다 근력운동(weight bearing exercise)이다. 물론 비타민D가 부족하지 않도록 일광욕을 즐기면서 야외활동도 권장하지만, 부하를 걸어서 하는 운동이 골다공증 예방에는 더 효과적이다. 근력운동이 재미없다고 포기하지 말고 반드시 근력운동을 배워서 재미있게 운동하게 되기를 기대한다.

@ 척추 압박골절(Compression frature)과 운동처방

바닥의 물기로 인해 미끄러짐, 약간의 모래가 있는 내리막길 미끄러짐, 겨울철 빙판길의 미끄러짐 등은 일상에서 흔히 있을 수 있는 환경이다. 특히 노인의 경우 낙상사고가 발생하면 골다공증 때문에 중대한 골절이 생긴다 했다. 이로 인해 1년 내 사망할 확률이 80%를 넘는다는 보고가 있을 정도라고 한다.

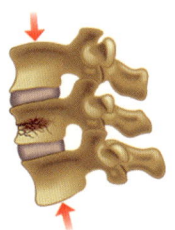

대한척추신경외과학회 참조

낙상으로 인해 흔히 동반되는 골절이 요추부 압박 골절인데 골다공증이 심한 노인의 척추는 바싹 마른 비스켓 과자처럼 잘 부스러 진다. 노인병원을 하다 보면 이러한 척추 압박골절로 수술 이후 입원 상담하는 경우를 정말 많이 경험했다.

이를 보더라도 결국은 나이가 들어감에 따라 근육운동을 하지 않으면 사소한 일상 생활 속에서의 사고로 인해 생명이 위협받는 무서운 결과를 초래하게 된다. 골절이 발생하면 심한 통증으로, 움직일 수도 없고 삶의 질은 나빠진다. 노인의 경우는 우울증의 원인이 되기도 하며, 치매 증상처럼 보이는 경우도 있을 정도로 심각한 증상을 동반하는 것이다.

무조건 운동하자. 그리고 반드시 근력운동도 같이하자.
허벅지 근육량이 건강수명을 좌우한다는 말이 있는데, 남자는 60cm 이상, 여자는 57cm 이상이면 합격이다.

◐ 요양병원에서 자주 발생하는 사례 한가지 소개하겠다.

나이 82세, 여자, 중증 골다공증, 허리디스크, 슬관절염, 요실금, 고혈압, 당뇨약 복용 중이며, 밤에 숙면을 취하지 못하고 소변보기 위해 2~3번씩 잠에서 깨는 편이다. 다행히 치매는 없다.

이미 낙상으로 우측 손목관절 척골 골절, 요추 1번, 흉추 12번 압박골절 과거력이 있는 분이다. 보통의 경우 요실금이 있고 저녁에 2~3차례 소변보기 위해 잠에서 깨시는 분들은 주무실 때 기저귀를 대체적으로 하도록 권하는데, 이분의 경우는 인지기능이 좋으시고 깔끔하신 분이다 보니 한사코 기저귀 하는 것을 싫어하셔서 기저귀는 하지 않고 스스로 잘 일어나 용변 해결을 그동안 잘해왔으나 이날은 화장실 가시다가 넘어져 살짝 엉덩방아를 찍었는데, 중증 골다공증 때문에 대퇴골 경부 골절이 발생되어, 수술 후 재활을 상당 기간 하였으나 다시는 자력으로 걷지는 못하게 되었다. 평소 근력운동을 전혀 하지 않았기에 심한 근감소증이 회복력에도 영향을 끼친 것이다.

고령의 노인들의 경우는 정말 흔하게 일어날 수 있는 낙상에 의한 골절이며, 감소된 근력은 노인일수록 회복이 힘들다. 평소 근력과 밸런스에 관심을 가지고 운동을 하였다면 어땠을까 싶다.

@추간판 탈출증(디스크) (hnp, herniated nucleus pulposus)

척추와 척추 사이에 디스크가 존재하는데, 이 디스크는 바깥부의 단단한 섬유질의 팽륜부가 있고 안쪽에 수핵의 액체 성분이 있다. 하중 충격이나 회전력에 완충작용 기능을 한다. 나이가 들어가며 점점 수핵이 줄어들기도 하며 수핵을 둘러싸고 있는 섬유륜의 본래의 형태를 잃어가기도 한다.

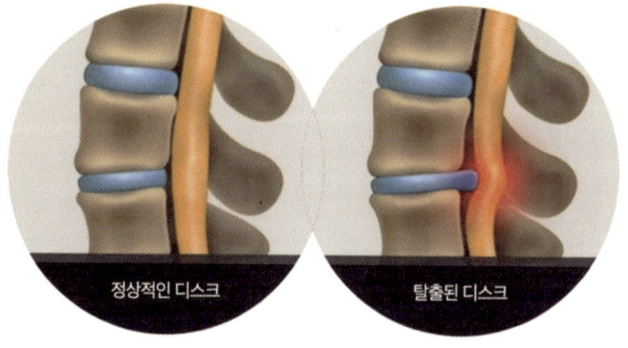

연세프라임 병원 참조

퇴행성이든 외상성이든 섬유질의 팽륜부가 약해져 디스크가 팽륜되어 부풀어 나오는 경우라던지 증상이 더 심해 섬유질 부위가 파열이 되어 수핵이 흘러나오는 것을 디스크라 한다. 수핵이 빠져나오다 보니 수핵탈출증이라 하기도 한다.

이렇게 부풀어 오른 디스크가 주변의 척추신경을 압박하게 되어 그 신경을 따라 통증이 전달되는 방사통이 생기게 되는데, 흔히 좌골신경통이라 부른다. 이런 좌골신경통으로 인해 참을 수 없는 통증 때문에 수술까지도 받게 되는 것이다.

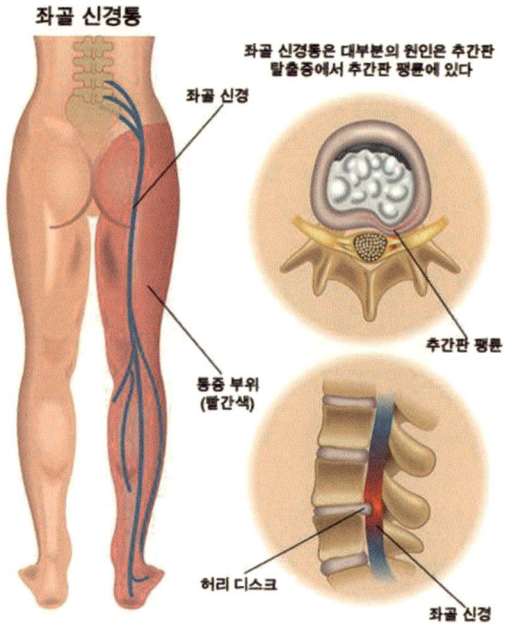

대한척추신경외과학회 참조

　수술받으면 적어도 1주일 이상 입원해야 하고 비용도 많이 들고, 퇴원 이후 회복되는 기간 동안 일상생활은 얼마나 지장이 많겠는가?
　생각만 해도 머리가 아플 지경이다. 이렇게 고생해서 수술받은 이후 다시는 재발하지 않는다면 그래도 견딜 수 있을 것이다.
　그러나, 대부분이 그렇지 않다는 것이 문제이다.
　그렇다면 수술은 잘됐는데 왜 또 재발할까? 수술한 의사가 뭔가 잘못 한 걸까? 그렇지 않다. 수술한 의사의 탓도 아니고, 평소 운동을 하지 않은 본인의 잘못이 본질이다. 운동 습관을 가지지 못한 것이 발병의 원인이고, 재발의 원인인데도 불구하고 엉뚱하게 수술한 의사를 탓하는 경우를 종종 볼 수 있다.

 필자도 의사이다 보니 초록은 동색이라 의사 편을 드는 것인가 싶겠지만, 병의 발생 원인을 가만히 생각해보면 쉽게 이해될 것이다.

 근본적으로 여러분들의 코어근육이 상체 무게를 더 이상 지탱할 수 없어서 생기는 것이 허리 통증의 원인이다. 평소 요통이 가끔씩 생기는 것은 몸에서 큰 병이 되기 전에 대비하라고 신호를 보내는 것이다. 여러분들은 이 신호를 무시하고 운동을 안 하면, 그 결과 척추 관절에 문제가 생기고, 더 이상 하중 피로를 견디지 못하고 점점 팽륜되다가 팽륜부가 터져 수핵이 흘러내린 것이다. 꼼짝도 할 수 없는 극심한 통증 때문에 동네방네 수소문하여 나름의 디스크 수술 분야 명의를 찾아가서 수술까지 받게 된 것이다. 누구를 탓해야 하나?

 간헐적으로 요통이 올 때 다음에 올 사태를 미리 알아차리고 그 때부터 당장 운동을 시작했더라면 수술까지 가는 일도 생기지 않았을 것이다. 필자를 너무 야박하다고 할지 모르겠으나 어찌 보면 모든 것이 운동 습관을 갖지 못한 여러분 탓이 아닌가 싶다.

디스크 수술이란 것이 통증 발생의 원인이 된 흘러내린 수핵을 걷어내고 터진 팽륜부를 잘 보존하는 것인데 명의에게 수술만 받았다고 코어근육이 강하고 단단해지지는 않을 것이다.

5개의 요추, 12개의 흉추, 7개의 경추부 전체 관절 사이 사이에 디스크가 있다. 이미 수술받았던 부위의 재발도 마찬가지고, 또 다른 부위에 디스크가 발생되는 것이 수술을 집도해 준 의사 탓일까? 아니면 약한 코어근육을 갖고 있는 여러분 탓일까? 필자가 볼 때는 전적으로 운동하지 않은 여러분 탓으로 보인다.

귀가 따갑도록 들은 코어근육이 아래에 잘 나와 있으니 참고하기를 바란다.

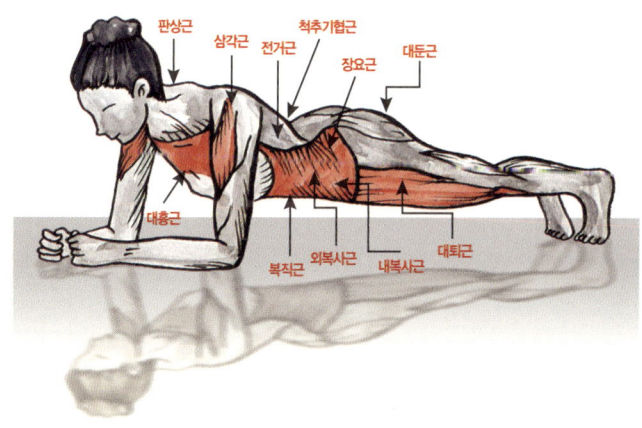

다른 방법은 없으니 제발 운동하시라. 미리미리 몸에서 보내주는 경고 신호를 잘 감지하여 여러분들이 고통스럽고 힘든 수술까

지 받는 일은 절대 생기지 않기를 진심으로 바란다.

운동을 제대로 배우면 너무 재미있고, 운동하는 모습이 정말 멋지다. 운동에 투자하면 치료비보다 수십 배 가성비가 좋을 것이다.

● 가까운 지인의 사례이다.

나이 51세, 여자, 가정주부, 취미는 골프, 다른 질환은 전혀 없었다.

골프를 치다가 허리에 무리가 되었던 모양이다. 골프를 허리 부상 없이 즐기기 위해서는 평소 코어근육 운동을 많이 해야 하는데 전혀 근력운동은 하지 않았다 한다.

어느 날 꼼짝도 못 할 극심한 통증이 생겨 병원에 입원했고 검사상 요추부 3~4번 추간판 탈출증으로 디스크가 터져 아래쪽 요추 5번까지 수핵이 흘러내려, 다음날 수술하기로 결정하였다. 아프기 전날도 골프를 쳤는데, 약간 통증이 있었지만 대수롭지 않게 여기고 다른 동반자도 있고 해서 끝까지 라운딩을 마쳤다 한다. 환자가 특별한 지인이다 보니 필자에게 수술을 할지 말지에 대해서 상담을 원했고, 병력기록지를 보게 되었다. 실제 추간판 탈출증이라는 것은 극심한 통증 때문에 그리고 제때 수술하지 않으면 운동신경이 마비되기 때문에 대부분 대체적으로 수술을 하게 된다. 그러나 지인의 경우는 수술에 대한 걱정이 많아서 가급적이면 비수술 요법을 원하였다.

　그러나, 이미 추간판탈출증이 발생된 경우는 인내를 가지고 적어도 2년 이상 근력운동 치료를 해야 한다는 것에 대하여 충분히 상담을 하고 우선 관련 시술을 먼저 받아보고 경과를 관찰한 뒤 수술할지 말지를 결정하기로 조언하고 다음 날 시술을 받았다.

　시술 후 다행히 통증은 많이 줄었으나 우측 하지쪽 운동신경은 많이 약해져 있었다. 퇴원 후 골프는 그만두고 본격적으로 근력운동 위주로 처방하였고, 여유심박수 50%부터 시작하여 2달에 5%씩 운동강도를 올려가도록 하였다. 디스크탈출증으로 시술받은 지 얼마 지나지 않은 상태였기 때문에 운동강도 조절에 주의를 기울였고, 거의 1년 정도는 개인 트레이너의 도움을 받도록 하였다.

　근력운동을 시작한 뒤에도 허리 통증으로 고생을 많이 했는데, 그때마다 통증치료를 병행하면서 근력운동에 대한 확실한 신념을 갖도록 피드백했다. 2년 정도 지났을까? 언제부터인지는 모르시만, 최근에는 허리 통증으로 진료 안 받은 지가 꽤 되었다 한다.

　요즘은 골프도 자주 라운딩한다. 이제는 주변 지인들에게 근력운동의 중요성에 대하여 가르칠 정도로, 완전히 근력운동 전도사가 되었다. 벌써 디스크 발생된 지 8년이 지났는데, 요즘은 전혀 문제가 없다. 운동은 정말 습관만 되면 아무것도 아니다.

@퇴행성 척추관 협착증(Spinal canal stenosis)

나이가 들어가면서 서서히 변화가 생기는 것을 성인병 질환이라고 하는데, 달리 표현하면 퇴행한다고 한다. 즉, 퇴행성이라면 나이가 들어가면서 생기는 변화를 말하는 것이다. 이러한 퇴행적 변화로 인해 중추신경인 척수가 들어가 있는 척추관이 좁아지면서 척수에서 양측으로 분지되는 척추신경을 자극하게 된다. 자극받은 신경은 다양한 이상 증상이 생기는데, 대표적인 이상 증상이 통증이다.

척수가 들어 있는 척추관이 좁아지지 않고 건강한 상태로 유지되기 위해서 근육의 역할이 절대적이다. 여러분들의 상체 무게를 문제없이 떠받칠 수 있는 정도의 근파워와 근지구력이 만들어지면 훨씬 건강한 삶을 살 수 있을 것이다. 물론 체중감량을 해서 코어근육의 하중 부담을 줄여주는 지혜도 필요하다. 그러나 운동 습관을 갖지 못한 사람들은 통증과 싸우면서 평생을 살아야 할지도 모른다. 이래도 운동 안 할 것인지 궁금하다.

다음의 그림은 코어근육의 경계를 나타내는 그림인데 찬찬히 보면 왜 코어라 말하는지 이해될 것이라 생각한다. 몸의 중심 근육이 코어근육이다.

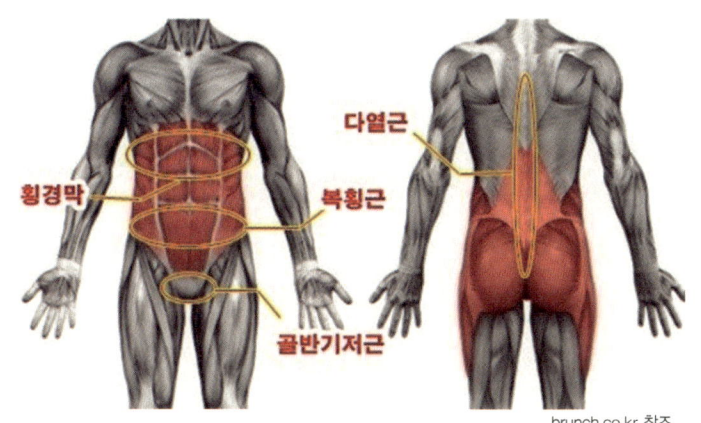

brunch.co.kr 참조

　허리 근력 강화 운동 홈트레이닝 방법으로 흔히 플랭크(Plank) 운동을 많이 권한다. 플랭크라는 의미 그대로 몸을 널빤지처럼 꼿꼿하게 유지 시켜서 코어근육을 자극하고 점차 지속 시간을 늘려 나가면서 근력을 강화시켜 나가는 등척성 운동이다. 코어근육이라 하면 횡격막 아래부터 골반기저근 사이에 있는 인체의 중심 근육이라고 수없이 반복했다. 이 부분에 있는 근력을 강화해야 상체의 무게를 지탱할 수 있으며, 충격을 흡수할 수 있기 때문에 허리 관련 통증과 질병 예방하는 데 매우 중요한 근육군이다.
　코어근육을 강화하는 운동의 방법은 다양한 기구를 응용하여 지겹지 않고 재미있게 할 수 있는 방법들은 셀 수 없을 정도로 많다. 반드시 전문가에게 도움을 받아 시작하자. 당장 코어근육 강화에 힘쓰자.

@척추 전방 전위증(Spondylolithesis)

코어근육 운동을 할 때 아주 세심하게 다루어야 하는 허리 질환 중 하나이다. 특히 요추부 전방 전위증의 경우 개념 없이 운동하면 더 큰 낭패를 볼 수도 있는 대표적인 허리 질환이다.

전방 전위증이 심해져 수술을 받게 되는 경우 메탈판을 대고 여러 개의 금속 스크루를 척추에 고정해야 한다. 고정한 메탈판의 크기가 클수록 허리를 움직이는 데도 여간 불편한 것이 아니다.

수술 부위 흉터만 보더라도 그 고통은 가히 짐작될 것이다. 허리 질환 중에서 세심한 운동 계획을 잡아야 하는 질환 중 하나이므로, 메디칼 스포츠 전문가의 도움을 받아 반드시 체계적으로 운동을 하기 바란다.

요추부 전방 전위증은 통증이 심하기도 하지만, 정도에 따라서 척수신경의 손상까지 올 수도 있다. 척수신경 손상으로 회복 불가능한 후유증을 남길 수 있는 질환이므로 주의를 요한다.

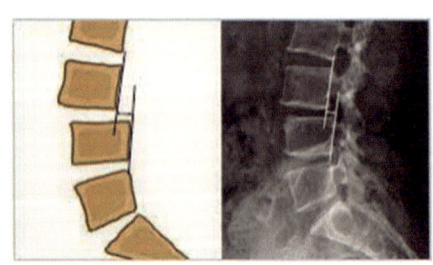 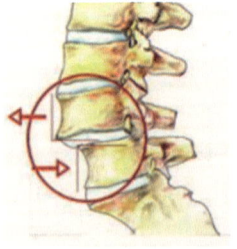

대한척추신경외과학회 참조

요추부 전방 전위증에 효과적인 운동은 허리 굴신운동을 추천한다, 위의 그림에서도 알 수 있듯이 요추부가 전방으로 전위되어 밀려 나오는 정도에 따라 Grade 1, 2, 3, 4로 나눈다. Grade 1, 2정도에서는 운동이 가능하기 때문에 Knee-Chest 운동이라 하여 아래의 그림처럼 허리를 굴곡시켜 무릎을 가슴쪽으로 지긋이 당겨 15초 이상 유지시켜주고 꾸준하게 반복해 주면 도움이 되겠다.

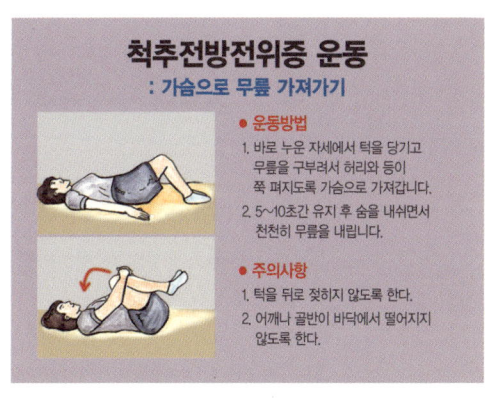

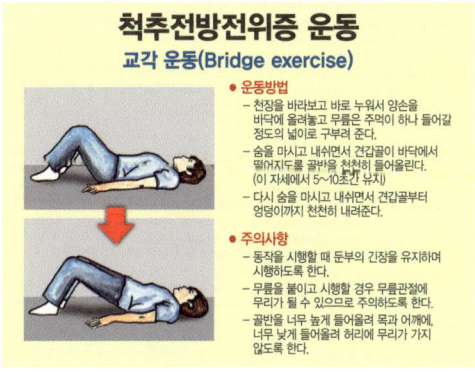

blog.daum.net 참조

아무튼 필드에서 할 수 있는 운동방식은 너무나도 다양하게 많다. 전문가의 조언을 구하면 운동을 통하여 훨씬 삶의 질이 나아질 것이라 확신하기 때문에 신념을 갖고 열심히 하기 바란다.

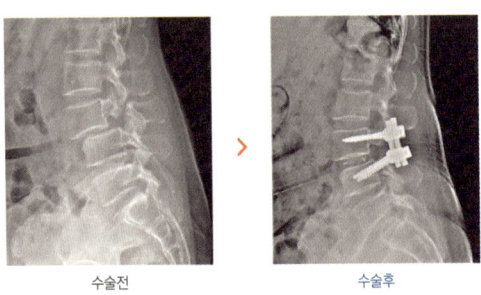

수술전   수술후

위의 엑스레이는 요추부 3, 4번 사이에 발생한 전방 전위증을 수술로서 교정한 사례이다. 이렇듯이 근골격계가 무너지면 통증 때문에 수술로서 교정하지 않으면 안 되는 상태로까지 진행되게 된다. 여러분들의 몸은 이렇게 되기 전에 사전에 계속 시그널을 보내고 있다. 시그널을 무시하고 방치한다면 누구라도 이렇게 될 수도 있다.

사전에 미리 예방할 기회는 충분하니 반드시 운동 습관을 들이도록 하고 근력운동도 꼭 챙겨서 하자.

허리에 생길 수 있는 질병은 너무나 많다. 그러다 보니 여러분들은 코어근육을 강화시켜야 된다는 말을 정말 많이 들었을 것이다. 그만큼 코어근육이 좋아지면 예방되는 질환도 많으니 열심히 코어근육 운동에 투자하자.

🔸 사례 소개

나이 67세, 여자, 취미는 골프, 건강관리를 나름대로 잘해서인지 다른 질병은 없는 환자인데, 최근 골프 라운딩 후 허리 통증이 자주 발생되어 내원하였다. 근력운동은 이때까지 한 번도 해본 적이 없다 한다. 과거병력은 간헐적 요통 외에 특별한 것은 없었고 요통이 있을 때마다 진료받고 물리치료도 받으면서 잘 견뎌왔던 것 같다.

이미 환자 본인도 요추부 전방 전위증이 있다는 진단을 받아 알고 있으며, 병세가 악화되면 요추부에 금속 고정을 해야 하는 대수술을 받을 수 있다는 설명도 이미 담당 의사로부터 들어 알고 있다 한다. 진료 결과 요추부 전방 전위증 stage 1으로 진단되었다. 대체적으로 필자는 전방 전위증 stage 1, 2 정도까지는 운동치료를 우선 진행한다. 환자와 향후 주의사항에 대하여 상세히 상담하고 당분간은 골프는 그만두도록 권고하고 여유심박수 40%부터 시작하여 2달에 5%씩 운동강도 조절을 하기로 하고 개인 트레이너의 도움을 받기로 하였다.

이 사례처럼 전방 전위증이 있는 경우에는 절대 하지 말아야 하는 운동도 있기 때문에 각별히 주의를 주고 피드백하였다. 운동 시작 3년 이후 특별한 이상소견 없이 건강하게 일상 생활하며 잘 지내고 있다. 이제는 골프는 완전히 그만두고 근력운동과 파워워킹 재미에 푹 빠져있고 건강에 대한 자신감이 생겼다 한다. 운동치료는 다소 시간은 걸릴지라도, 특별한 것이 있다고 생각한다.

@어깨를 펴자 – 라운드 숄더(둥글게 말린 어깨)

우리는 흔히 어깨를 펴라고 말한다. 그러나, 펴고 싶지 않아서 안 펴는 것이 아니라 어깨를 펴는 것이 오히려 불편한 어깨 변형이 있다. 즉, 라운드 숄더 때문이다. 어깨를 의식적으로 펴더라도 금방 불편해지기 때문에 원래대로 라운드 숄더 자세로 되돌아가버린다. 흔히 어깨가 좁고 둥글어 체격이 왜소해 보이는데, 이것은 체격의 문제가 아닌 어깨가 둥글게 말린 "라운드 숄더" 때문일 수 있다.

라운드 숄더는 외관상의 문제뿐만 아니라 경추와 흉추를 앞으로 튀어나오게 만든다. 등 근육이 약화하여 거북목, 경추부, 흉추부 통증이 생기기도 한다.

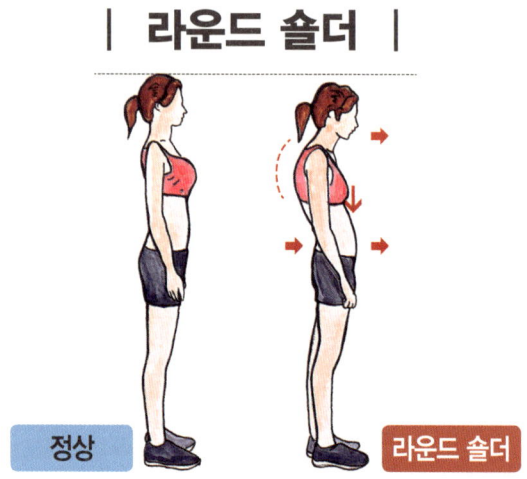

m.blog.naver.com 참조

증상이 심해질 경우 어깨 통증을 유발하는 어깨 충돌증후군, 회전근개 관련 질환의 가능성도 높인다. 대부분 컴퓨터를 많이 사용하는 사무직이나, 학생, 스마트 폰 사용이 많은 사람들에게 주로 발생하지만, 사실은 등 부위 근육을 충분히 운동하지 않은 이유라 보면 되겠다. 승모근을 포함한 등근육 운동을 평소에 충분히 하게 되면, 라운드 숄더를 예방하는 데 많은 도움을 얻을 수 있을 것으로 생각한다.

● 라운드 숄더 자가 측정법
어깨 부위가 동그랗게 구부러지는 것이 라운드 숄더이기 때문에
첫째, 어깨가 말려 구부정하다.
둘째, 머리가 앞으로 쏠려 있다.
셋째, 등이 뻣뻣하고 굽어 있다
넷째, 손등 방향 확인하기
거울 앞에 서서 손에 힘을 완전히 풀고 거울을 바라봤을 때 손등이 거울을 향해 정면을 보고 있으면 라운드 숄더일 가능성이 있다. 엄지손가락보다 손등이 더 많이 보인다면 라운드 숄더가 진행되는 단계일 수 있다.
다섯째, 누웠을 때 자세 확인하기
정면으로 누웠을 때 어깨가 바닥으로부터 손 하나가 들어갈 만큼 공간이 뜬다면 라운드 숄더다. 정상인 경우라면 당연히 빈 공간이 거의 없이 바닥에 양쪽 어깨가 닿을 정도가 될 것이다.

여섯째, 벽에 기대어 보기

벽에 자연스럽게 기대었을 때 어깨가 벽에 닿는 느낌이 들지 않는다면 라운드 숄더를 의심해 볼 수 있다.

● 라운드 숄더 교정 방법

프레첼 자세

프레첼 자세는 8자 모양으로 몸을 틀어주는 동작인데, 독일 전통 빵인 프레첼 빵 모양을 연상하면 되겠다.

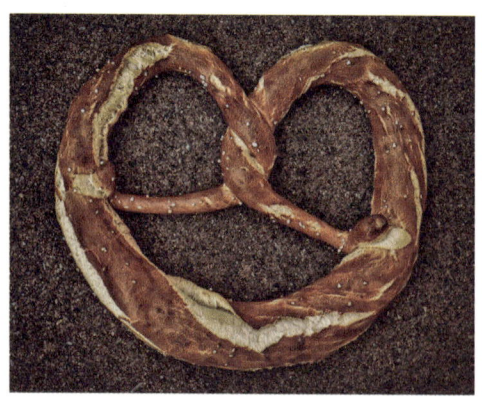

어깨와 등을 펴주는 동작으로 라운드 숄더와 굽은 등, 거북목 등에 효과적인 운동이지만, 초보자에게는 어려울 수 있으니 반드시 전문가의 도움을 받아야 한다.

모든 운동이 그러하듯이 근육을 제대로 사용하는 방법을 알아야 하는 것이 포인트이다.

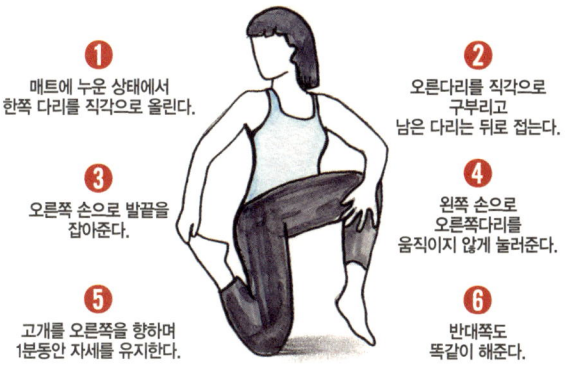

사례 소개

나이 53세, 여자, 키 163cm, 체중 54kg, 보통 체격이고 취미는 배드민턴이고 흉추부 뒷부분이 튀어나온 체형 때문에 내원한 사례이다.

이 환자의 경우는 배드민턴을 10년 이상 한 사람인데 최근에 체형이 바르지 않다는 이야기를 자주 듣게 되어 문제가 있는지 필자를 찾아오게 되었다. 진찰 소견상 그동안 운동을 꾸준히 해온 덕택에 다른 질환은 전혀 없었고, 체중도 정상이지만, 전체적으로 근육량이 적었고, 라운드 숄드 때문에 등이 굽어 있었다. 그동안 근력운동은 한 번도 해본 적이 없다고 한다. 일반적으로 어깨를 펴고 당당하고 자신감 있어 보이는 체형을 갖기 위해서는 등근육이 강해야 한다. 근육운동에 대하여 상담을 하고 6개월 동안은 개인 트레이너에게 운동을 배우도록 처방하였다.

이 환자의 경우는 배드민턴을 긴 세월 했기 때문에 운동 적응력은 상당히 좋아, 3개월쯤부터 고강도 트레이닝을 거뜬히 하게 되었다. 6개월 정도 지나면서 근육량이 1.5kg 늘고 라운드 숄드 체형이 많이 호전된 것을 확인하고 근력운동을 병행하면서 배드민턴을 즐기는데, 요즘은 배드민턴 실력과 스매싱 파워가 훨씬 좋아졌다 한다.

@ 회전근개 파열(Rupture of rotator cuff) 및 회전근개염(Inflamation of rotator cuff)

어깨관절은 우리의 관절중 여러 각도에서 360도 회전되는 가장 움직임이 다양한 관절이다. 움직임이 다양한 관절이라는 것은 결국 관절이 단단하게 유지되지 못하고 쉽게 손상입을 수 있다는 것을 의미한다.

어깨관절을 둘러싸고 있는 회전근개라는 것이 있는데, 극상근, 극하근, 견갑하근, 소원근으로 구성되어져 있다.
어깨를 사용하지 않고 할 수 있는 운동은 거의 없다. 운동을 할 때 손을 사용할 것이고 손을 사용하면 연결된 어깨관절이 관여될 수 밖에 없다. 부상의 정도에 따라서 회전근개 파열이 될 수도 있고 회전근개 염증으로 고생하는 경우도 많다. 관절 손상이 되면 어느것 하나라도 쉽게 치료되지 않는데, 예방이 최선이다.

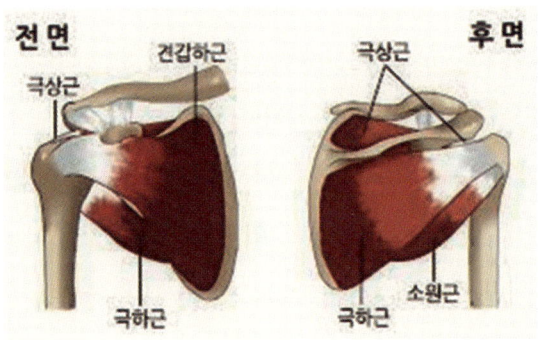
대한견주관절의학회 참조

아래그림은 회전근중에서도 극상근이 파열된 것인데, 극상근의 기능은 어깨를 들어 올릴 때 주로 사용되며, 부상이 잦은 회전근이다. 극상근이 완전 파열 되면 반드시 수술을 해야 하겠지만, 경미한 손상의 경우는 회전근을 덮고 있는 삼각근 강화 운동으로도 충분히 재활될 수 있다.

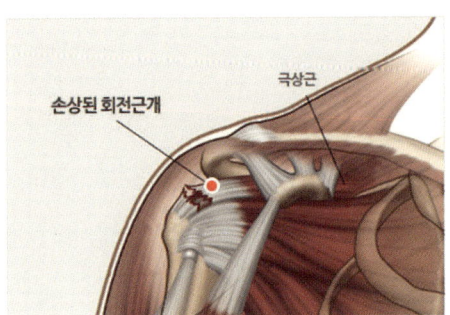
대한견주관절의학회 참조

아마도 독자들 중에도 어깨를 들어 올릴 때 불편한 증상이 있는 사람도 상당히 있을 것이다.

회전근개 손상 예방을 위해서는 일상생활 뿐 아니라 운동을 할 때에도 어깨의 가동 범위 내에서 운동강도 조절을 잘 하기 바란다. 평소에 삼각근 운동을 꾸준히 해두면 회전근 손상예방에 매우 유용할 것이다.

❍ 사례 소개

나이 33세, 남자, 직업은 건축기사, 우측 어깨 통증으로 내원하였다. 바쁜 직장생활 탓에 운동할 시간도 없고 항상 피로감을 많이 느끼고 근력운동 경험은 없다 한다. 최근 몇 개월 전부터 어깨 통증이 생겼는데 진료받을 시간 내기도 쉽지 않고 약국에서 진통소염제만 먹고 견뎠다 한다.

진찰 소견상 어깨를 들어 올리고 내릴 때 통증이 있는 것 외에는 어깨관절 가동범위도 정상이고 근파워도 좌우 동일했다. 다행히 회전근개 염증 소견만 있어, 우선 통증 치료를 해주고 바쁜 직장생활을 고려하여 주말을 이용하여 개인 트레이너의 도움을 받기로 하고 운동처방 하였다. 주중에는 홈트레이닝 할 수 있도록 운동 상담과 피드백하였다. 6개월 정도 운동 이후 통증은 거의 사라졌다. 회전근개 염증을 방치하는 경우 자칫 잘못하면 쉽게 회전근개 파열로 진행될 수 있기 때문에 주의해야 한다.

어깨관절 가동범위를 이해하면, 회전근개와 삼각근을 강화시키는 근력운동만으로 충분히 완치 가능하다.

@어깨 삼각근(Deltoid)

어깨 모양을 결정하는 것이 어깨를 둘러싸고 있는 삼각근이다. 아래의 그림처럼 전면(Anterior Deltoid), 중간(Medial Deltoid), 후면(Posterior Deltoid)으로 나누어진 3개의 근육이 붙어 있기 때문에 삼각근이라고 한다.

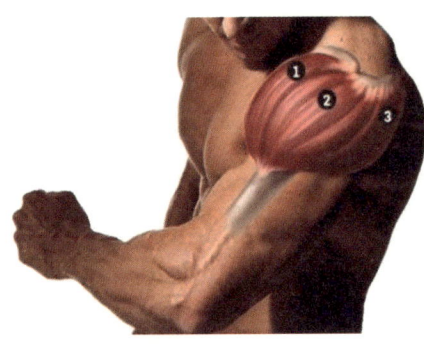

대한견주관절의학회 참조

어깨 손상을 예방 할 수 있는 근육이 삼각근이기 때문에 평소 삼각근 강화운동을 많이 해야 한다. 일상생활을 하다 보면 어깨 질환으로 고생하는 분들이 정말 많다. 아무쪼록 운동 습관을 가지고 근력운동도 반드시 병행해야 한다. 삼각근의 모양에 따라 전면, 중간, 후면 각각에 대해서 근력운동 하는 방법을 배워야 할 것이다.

1. 포워드 덤벨프레스

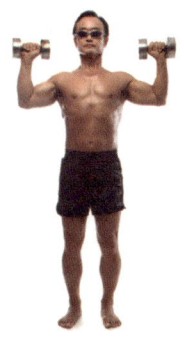 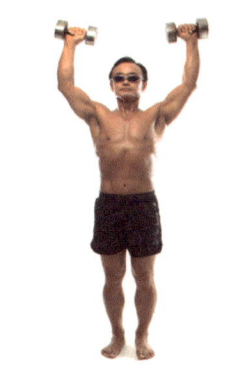

2. 사이드 래터럴 레이즈

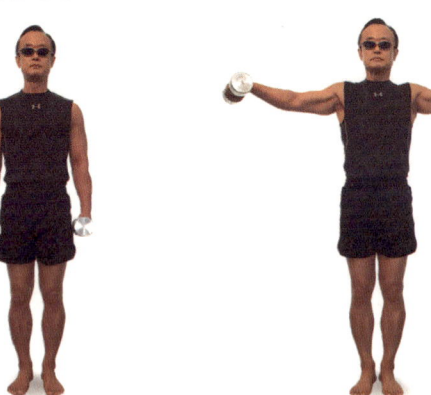

3. 밴트 오버 래터럴 레이즈

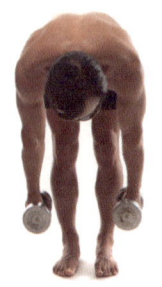 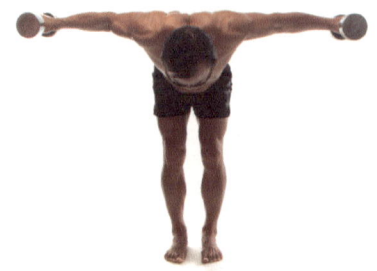

@ 슬랩(SLAP) 어깨(Superior Labrum Anterior to Posterior)

어깨 관절 부위를 움직일 때 안정적으로 관절을 유지해주는 섬유 연결조직을 와순(Labrum)이라 하는데 입술 모양처럼 두툼하게 생겼다 하여 붙인 이름이다.

SLAP 손상은 야구 투수들처럼 오버헤드 투구 자세로 어깨에 무리한 힘이 가해지도록 공을 던질 때 잘 발생한다. 와순이 어깨의 과도한 움직임 탓으로 찢어져 관절부가 느슨해지고 덜거덕거리는 느낌이 들면서 통증이 발생하는 대표적인 어깨 부위 운동 손상이다.

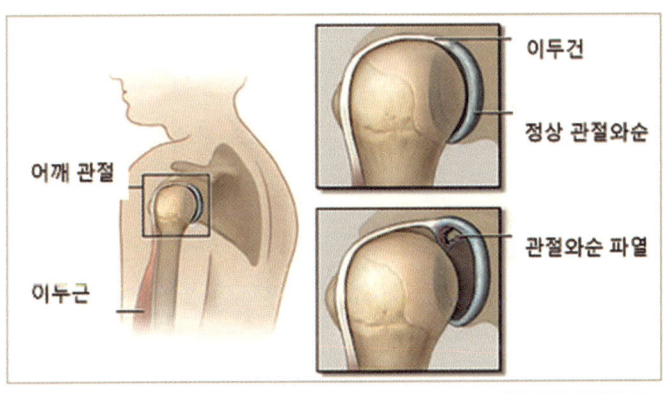

대한견주관절의학회 참조

대부분 수술이후 재활운동을 통해 회복되지만, 손상정도에 따라 직업 운동 선수들의 은퇴를 초래하는 흔한 어깨 질환이다. 프로 선수가 아닌 일반인들도 과도하거나 잘못된 운동에 의하여 많이 발생될 수 있다. 평소 어깨부위 삼각근 강화 운동을 올바르게 꾸준히 함으로써 충분히 예방가능하다.

◯ 슬랩 어깨 사례이다.

나이 22세, 대학야구부 투수, 반복되는 어깨 통증으로 이미 슬랩어깨 진단받고 수술까지 받았으나, 운동치료를 받으면 야구 선수 생활이 가능할지에 대하여 판단 받기 위해 내원하였다.

진찰 소견상 수술은 잘되어 통증은 거의 없지만 예전처럼 투수로서 선수 생활을 할 수 있을지를 판단해야 한다. 슬랩 질환이란 것이 찢어진 와순을 수술로 복원시켜 놓은 것이기 때문에, 예전처럼 투수로써 근파워를 낼 수 있을 정도로 회복되기는 쉽지 않다. 우선은 어깨 회전근개 및 삼각근 운동에 대한 필요성은 설명하였으나, 원상회복시켜 투수로써 선수 생활을 이어간다는 것이 쉽지 않다는 것을 설명한다는 것이 상당히 어려웠다. 타자로 전향한다면 선수 생활을 이어 갈 수 있을 수 있다는 가능성을 열어두고 수차례 상담과 피드백을 했다. 안타깝지만, 투수로써 선수 생활을 이어간다는 것은 예전의 기량을 발휘할 수 없기 때문에 타자로 전향하기로 하고 근력운동의 중요성을 충분히 이해시켰다.

대체적으로 일반인들도 마찬가지이지만, 선수들도 기초체력훈련과 근력운동을 하기 싫어한다. 선수들에게는 팀 내에서 실시하는 기초체력훈련과 근력운동을 지옥훈련이라고 불리울 만큼 혹독하게 시키기 때문에 다들 힘들어하지만, 이번 사례처럼 투수가 타자로 전향해야 하는 이유가 투수로서 이미 치명적인 운동 손상이 생겼기 때문에, 어쩔 수 없이 선수 생활을 이어가기 위해서 차선책으로 타자로 전향하였다. 일반인들도 건강한 노년을 위해 반드시 하루라도 빨리 근력운동을 시작해야 한다.

@방카트 병(Bankart Disease)

일상 생활 속에서 넘어지면서 손을 땅에 짚을 때의 충격으로 어깨가 빠지거나, 또는 야구나 배드민턴, 테니스 같은 라켓 운동을 과하게 하다가 어깨가 탈구되는 경우 어깨 관절의 인대 및 관절와순이 손상을 받아서 흔히 발생한다. 한번 탈구된 어깨는 습관적으로 탈구가 생기고, 대체로 어깨 관절 탈구는 약 90% 이상이 전방 탈구이다.

방카트 어깨질환은 관절와순을 시계라고 표현했을 때 5시 방향의 관절와순(labrum)이 찢어져서 생기는 병변을 말하며 전방탈구 시 흔하게 보는 병변이다.

오른쪽의 사진은 어깨 관절 전방탈구인데, 위 팔뼈가 날개뼈의 관절와(glenoid fossa)하고 비교하여 앞으로 빠져있는 엑스레이 사진이다.

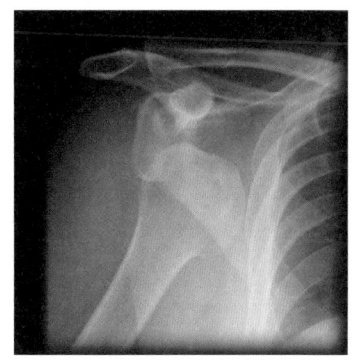

어깨 관절의 불안정성 및 탈구가 어깨질환의 흔한 원인이 된다. 방카트 병변 말고도 역방카트 질환을 포함하여 다양한 병변들이 어깨 관절의 다양한 운동범위로 인한 불안정성 때문에 생긴다.

어깨 관절이 운동범위가 다양하다는 것은 결국 어깨 관절이 불안정하다는 것으로 설명될 수 있기 때문에 관절 가동범위를 넘어서는 과도한 어깨 사용에 각별한 주의가 필요하다.

따라서 어깨를 둘러싸고 있는 회전근개근을 포함하여 삼각근, 승모근까지 근력운동을 하여 어깨의 불안정성을 보완해야만 한다.

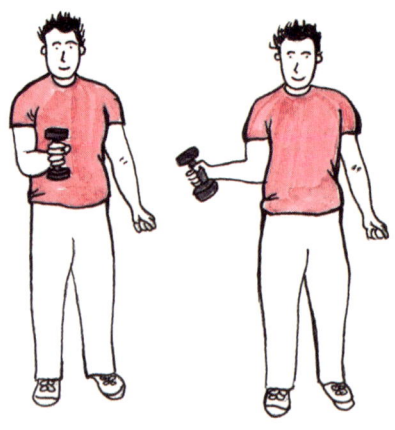

어깨 회전근개 및 어깨 삼각근을 강화하는 운동과 동일한 운동방식이지만 다양한 소기구를 이용하여 운동을 하면 한층 재미있게 꾸준히 할 수 있어 소개한다. 위의 그림은 덤벨을 사용한 회전근개 운동이고 옆의 그림은 밴드를 이용한 회전근개 운동 모습인데, 덤벨도 여러 가지의 무게가 있고, 밴드도 탄성별로 종류

가 다양하다.

참고하여 각자의 근력에 맞는 무게와 탄성도를 결정하면 된다.

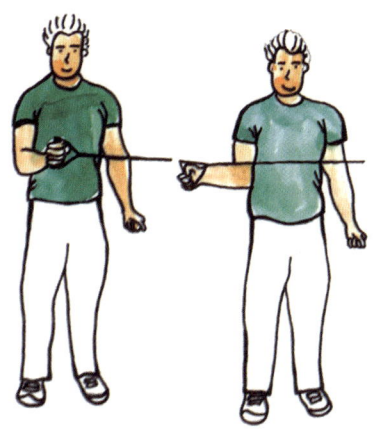

◐ 방카트 어깨 질환의 치료 사례 하나를 소개하겠다.

남자, 나이 37세, 직업은 택배기사, 중고등학교 시절 운동을 하다 어깨를 다친 과거력이 있고 부상 이후 운동은 그만두었다 한다. 내원 당시 습관성 어깨 탈구로 인해 운동할 엄두는 내지 못하였고, 이후 무거운 짐을 들면 가끔씩 어깨탈구가 생기고 평소에도 어깨 관절에서 덜거덕거리는 소리가 날 정도였다.

최근에는 택배기사로 일을 하면서 오토바이를 타고, 요철이 심한 도로를 달리다가 어깨탈구가 되어 내원한 환자이다. 진찰 결과 어깨 관절을 유지하고 있는 관절조직과 회전근개에 문제가 있어 일차적으로 수술을 권하여 수술은 잘 받았다.

수술 이후 재발 방지를 위해서 물리치료와 운동치료를 병행하였는데 다시 재발하면 정말 치료하기 힘든 것이 방카트 질환이다. 습관적 탈구가 생기지 않도록 운동강도 조절을 하는 것이 중요하다. 3년 정도 지난 지금까지 한 번도 탈구가 재발하지 않고 일상생활을 잘하고 있다.

@어깨관절 충돌증후군(Impingement syndrome of shoulder joint)

충돌증후군은 운동을 잘못하여 흔히 생기는 질병인데, 충돌 부위에 따라서 내충돌과 외충돌로 분류하기도 한다.

증상으로는 어깨 통증과 움직임의 제한이 있을 수 있다. 이는 어깨 회전근개 중 극상근과 견봉의 부딪힘으로 발생하는 극상근 염증이나 충격 완충 역할을 하고 있는 점액낭의 염증으로 통증이 발생된다.

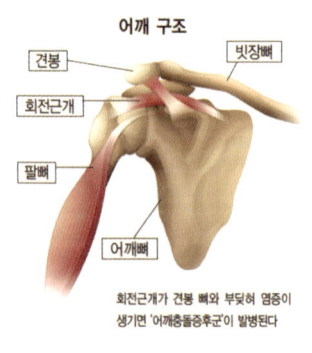
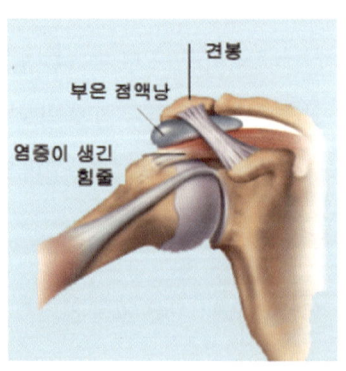

대한견주관절의학회 참조

어깨는 견갑골과 상완골이 맞닿아 견관절을 이루고 있다. 이

견갑골에서 돌출된 견갑골 돌기가 있는데 오훼돌기 또는 부리돌기라 한다. 까마귀 부리처럼 생겼다 하여 오훼돌기라 지어진 이름이다.

이 견갑골 돌기와 어깨 주관절 사이의 공간은 매우 협소하다. 협소한 공간과 관절 가동범위를 이해하지 못하고 잘못된 운동을 하다 보면 어깨는 지속적으로 충돌이 발생된다. 이것을 어깨 충돌 증후군이라 한다. 염증과 부종 때문에 통증이 상당히 심하다.

모든 관절에는 관절의 유효 가동범위가 있다. 때문에, 일반적으로 운동을 할 때 스트레칭을 운동 전후에 반드시 해야 한다. 관절 가동범위를 충분한 스트레칭으로 이완시켜 주면 운동 손상을 예방하는 데 도움을 주기 때문이다.

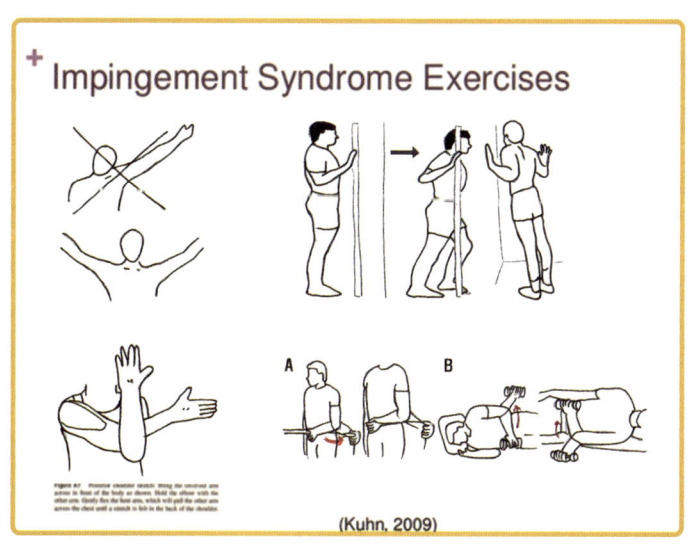

Kuhn, 2009 참조

본격적으로 운동을 하면서 발생하는 끊임없는 근육의 수축상태와 과도한 관절 사용에 대비하여 운동 전에 미리 근육을 충분히 이완시켜 주는 것이 운동 전 스트레칭의 목적이다.

정상적인 관절 가동범위를 넘어서는 경우에는 관절 손상의 위험이 발생된다. 관절 손상이 오기 전에 완충 역할을 하는 관절 주위 조직부터 손상이 오는 경우가 많다. 예를 들면 관절 주변 조직 보호를 위해 완충 역할을 하고 있는 점액낭이 반복적인 운동 손상을 입는 경우 점액낭염이 발생된다. 그 외 관절 주변 조직들의 손상으로 염증 소견이 발생되면 통증과 부종 등으로 관절의 움직임이 제한받게 되고 운동수행력이 감소된다.

필자도 근력운동을 지도하다 보면, 올바르지 않은 자세와 관절 가동범위를 제대로 이해하지 못한 초심자들이 과도한 의욕이 앞선 결과 각종 관절 주변 조직에 염증 발생으로 주사와 약물치료를 병행하고 재활을 해준 경험들이 종종 있었다.

물론 다른 원인에 의한 충돌증후군도 많이 발생할 수도 있다. 따라서 아래의 그림처럼 어깨운동을 다양하게 할 수 있으나, 관절 가동범위를 잘 이해하여 운동 손상을 예방하자.

반드시 전문가의 도움을 받도록 하자.

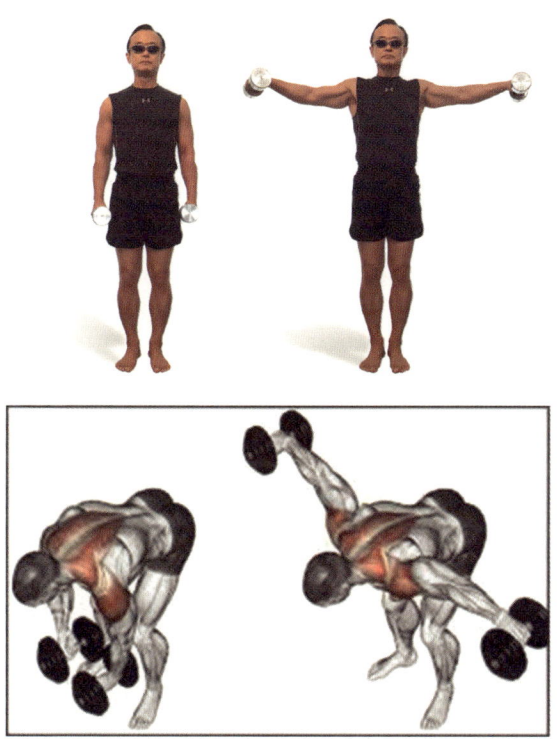

m.blog.naver.com 참조

● 충돌증후군 사례이다.

나이 48세, 남자, 근력운동 경력 20년 이상 되었다 하며, 몸은 건장한 편이었고 근육량도 상당히 많은 편이다. 근력운동을 할 때마다 어깨가 최근에 많이 아프다고 하여 내원하여 진찰하였다. 방사선 검사와 기본 혈액검사를 시행하고 관절 가동범위에 따른 통증 발생 부위를 확인하였다.

혈액검사에서는 염증 소견 지표가 상승되어 있었고, 방사선검사 결과는 만성 염증으로 인해 회전근개 극상근에 골화(Myositis Ossificans)가 진행되어 칼슘이 직경 1.5cm 침착된 소견 확인하였다. 전형적인 만성 충돌증후군 소견이며 운동을 할 때마다 통증을 호소하였다.

이 환자의 경우 삼각근이 잘 발달되어 있어 일상 생활할 때 가끔씩 약간의 통증이 있는 것 외에는 특이소견 없었다 한다. 근력운동을 20년 이상 하면서 한 번도 제대로 운동을 배우지는 않았다 한다.

20년 이상 운동경력이 있는 환자와 상담을 하면서 운동 기초를 배워야 한다는 것을 자존심 상하지 않게 이해시키는 것이 상당히 어려웠다. 약물치료와 물리치료를 병행하면서 통증 치료를 시작했고, 트레이너에게 3개월 정도 개인 수업받으면서 관절 가동범위를 이해하게 되었고 더 이상 운동 중 어깨 충돌은 없었다. 치료가 잘 되었고 통증 없이 운동 잘하고 있다. 어깨 충돌증후군의 경우는 어깨관절 가동범위를 해부학적으로 이해하면 충분히 예방 가능한 질환이다.

실제 이런 환자들은 운동을 의욕적으로 과도하게 하는 젊은 사람들에게 쉽게 볼 수 있다.

@오십견(동결견, 유착성 관절낭염/Frozen shoulder/Adhesive capsulitis)

흔히 오십 대 때 잘 생긴다고 하여 별칭이 오십견인데 어깨 관절을 둘러싸고 있는 관절낭에 염증이 온 것이라 하여 유착성 관절낭염이라 하기도 하고 얼어붙은 것처럼 운동장애가 있다 하여 동결견이라는 별칭이 붙었는데, 세 가지 모두 같은 어깨질환이다.

이 질환은 관절 운동 범위가 점점 제한되어 심해지면 어깨를 꼼짝도 할 수 없을 정도로 마치 얼어붙은 것처럼 움직일 수 없게 된다. 강제적으로 움직이려고 해도 움직일 수 없는 운동장애와 동반되는 통증이 너무나 심하여 새벽에 잠을 설치는 것이 특징이다.

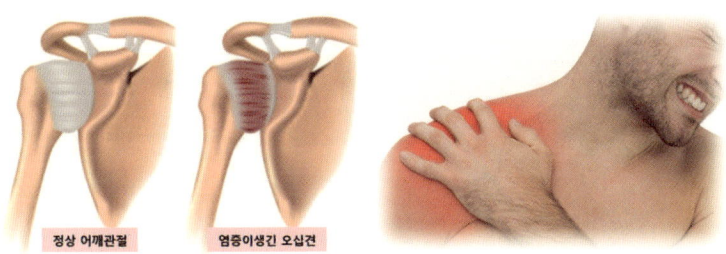

대한견주관절의학회 참조

사실 이런 오십견과 같은 질병은 운동을 하지 않아서 생긴 질환임을 명심하시라. 평소에 운동을 제대로 하여 근력이 강하면 생기지 않는 병이다. 이런데도 운동을 하지 않을런지 묻고 싶다.
오십견, 회전근개염, 충돌증후군, 퇴행성 관절염 등 기타 어깨 관절 질환 증상이 비슷비슷하다고 느껴질 것이다. 그러나, 발병 원인과 증상들이 제각기 다르므로 일단은 정확한 진단을 받는 것이 우선되어야 한다. 정확한 진단 하에 운동처방을 받아 꾸준하게 운동하는 습관을 들이는 것이 중요하다.
진단이 정확하지 않으면, 운동처방 또한 엉터리가 될 수밖에 없으니 반드시 전문가에게 자문을 구해야 한다.

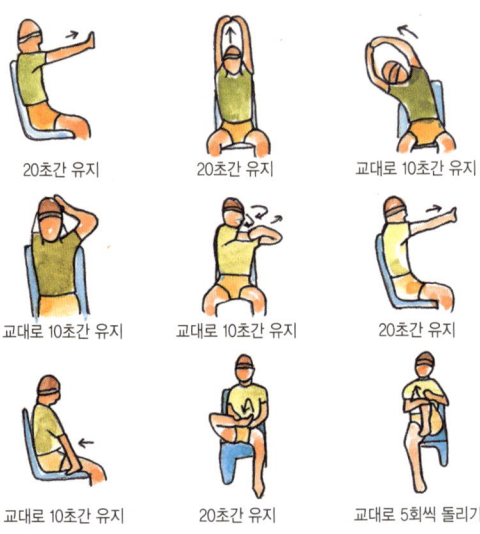

| 엑서사이즈 밴드를 이용한 어깨 외회전·내회전 운동

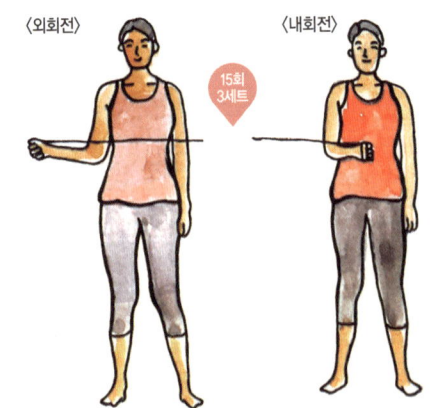

복부를 긴장시키고 팔을 외회전 또는 내회전 방향으로 당긴 후 천천히 시작 위치로 돌아간다.

이미 설명하였듯이 어깨를 둘러싸고 있는 근육인 삼각근이 있다. 이 삼각근이 강해지면 웬만한 어깨의 문제를 예방, 치료할 수 있으며, 스트레칭만 잘해도 오십견은 예방된다.

일상생활을 시작하는 아침에 간단하게 스트레칭을 하는 습관도 들여보길 권한다. 운동 습관만 되면 간단히 해결된다.

◐ 오십견 사례이다.

오십견으로 내원한 남자 58세 환자 사례인데, 통증이 너무 심해 제대로 잠을 잘 수가 없다 한다. 직장생활 시작한 뒤부터는 운동을 거의 하지 않았다 한다.

고혈압과 당뇨약은 40대 후반부터 복용하여 벌써 약 복용한 지 10년이 넘었다. 키 182cm. 체중 112kg, 비만 환자였다. 방사선 소견상 특이소견은 없었고, 어깨관절은 자력으로 움직여지지 않고 수동적 움직임도 통증이 심하고 어깨가 유착되어 움직일 수 없는 상태였다. 통증이 지속된 지는 거의 7~8개월 정도부터 조금씩 아프더니 최근 1달 전부터는 어깨관절이 굳어서 거의 움직일 수도 없고 통승으로 인해 밤잠을 설치고 있디 한다.

전형적인 오십견 증상이고 운동을 하지 않은 것이 주 원인이다. 우선 통증 치료를 위해서 주사와 약물 처방을 하고 물리치료도 병행하면서 운동 처방을 해주었고 6개월 정도 개인 트레이너의 도움을 받도록 하였다. 3개월 정도 지난 뒤부터는 약 복용 없이도 통증 없이 잠을 잘 자고, 6개월 지난 뒤에는 어깨관절 가동범위도 거의 정상으로 회복되어 일상 생활하는데 큰 문제 없다. 사실 오십견의 예방과 치료는 운동이 최선이다.

이번 사례처럼 통증으로 잠을 못 잘 정도까지 방치하는 것은 보기 드문 경우이다. 인체에서 보내주는 시그널을 무시한 본인의 무관심이 주요 발병 원인이다.

@리틀 리그 숄더(Little league shoulder/proximal humeral epiphysiolysis)

유소년 야구 선수들이 흔히 발병되어 치료받으러 온 경우를 많이 보았다. 특히 유소년 오버헤드(overhead pitcher) 투수들에게 많이 발생하는 상완골 성장판 부위에 지속적인 무리가 되면서 발생하는 질병이다.

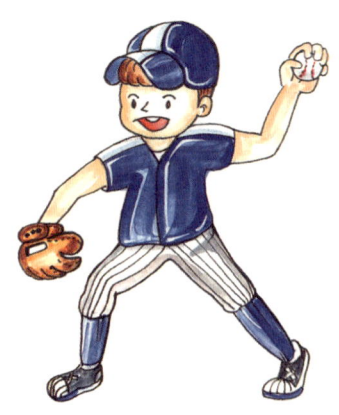

통증이 주 증상이다. 악화하면 관절의 변형도 초래되기 때문에 성장기에 있는 유소년 운동선수들은 관찰만 잘하여도 예방될 수 있다. 통증이 발생하면 투구 수를 적절하게 조절해 주는 것이 중요한 예방책이다.

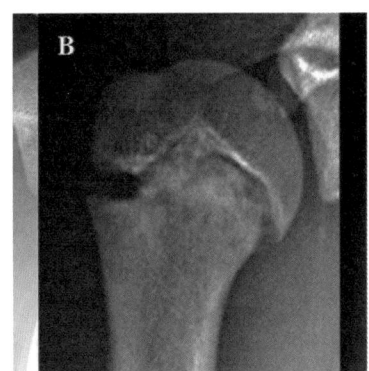

구글-새부산병원 스포츠재활센터 참조

@ 팔꿈치가 아파요

팔꿈치 통증의 대표적인 골프 엘보와 테니스 엘보에 대해 알아보자.

● **주관절(팔꿈치) 내측상과염**(Medial Epicondylitis of elbow)

흔히 골프 엘보(golf elbow)라는 병이다. 골퍼들이 샷을 할 때 뒤땅을 자주 치다 보면 충격이 팔꿈치 어느 부위로 전달되는지 잘 생각해보면 알 수 있다. 특히 겨울철 필드는 땅이 얼어서 뒷땅을 치게되면 끔찍한 통증이 팔꿈치 내측으로 전달된다.

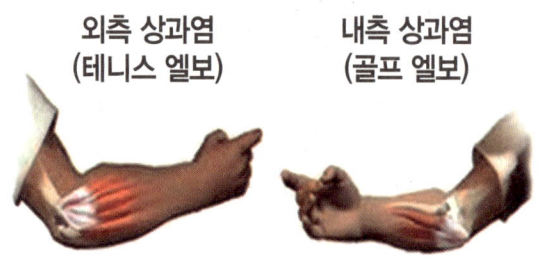

대한견주관절의학회 참조

 골프 칠 때 스퀘어 스팟에 공이 정확하게 맞으면 아주 가볍게 멀리 공이 날아가지만, 대부분 아마추어 골프들은 항상 클럽의 정중앙 스퀘어 부분에 정타를 맞힐 수가 없다. 때문에 오랜 시간 골프를 즐기다 보면 장시간 누적된 샷 피로감 때문에 굴신 근육이 부착되는 부위인 내측상과에 염증이 발생하는 것을 팔꿈치 내측상과염이라 한다.

 결국 내측상과염도 근육이 뼈에 부착하는 부위의 힘줄조직에 염증이 발생하는 것이다. 염증이 발생하기 전에 평소 근력운동을 해놓으면 발병 빈도가 낮아지는 것이 아니라 아예 발생하지를 않는다는 것이 필자의 주장이다.

 아마도 독자들 중에도 골프를 치든, 아니면 다른 이유로 인해서 내측상과염 때문에 치료받은 경험이 있는 분들이 많이 있을 것이다. 치료가 잘되지 않아 고생을 하는 사람도 있겠지만, 꾸준하게 근력운동을 하는 사람은 거의 생기지 않는 병이 내측상과염이라 할 수 있다.

지금이라도 내측상과염을 완치하고 싶다면 운동을 시작하길 권한다. 아픈데 무슨 운동이냐고 할지도 모르겠지만, 통증이 심하면 약물치료와 운동을 병행해도 좋다. 그래야 빨리 완치될 수 있다는 것이 필자의 경험이다.

골프 엘보 / 내측 상과염 운동

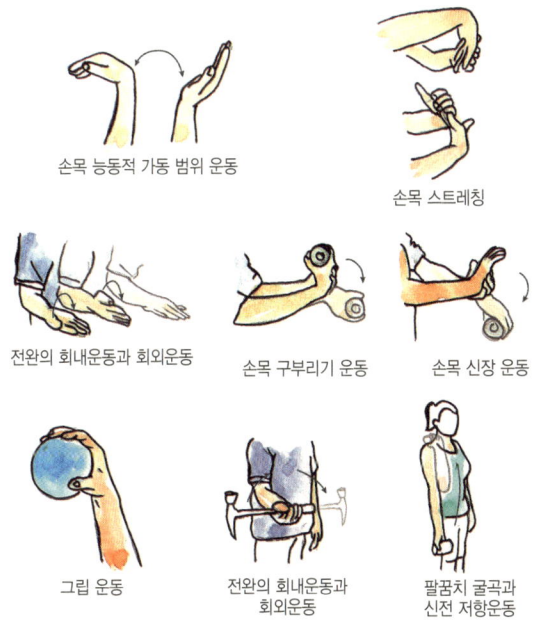

제대로 된 운동 처방하에 운동하면 증상이 아주 쉽게 호전된다. 그리고 고질적이라 생각되었던 병이 어느새 완치된 것을 알게 될 것이다. 믿어라. 믿어도 좋다.

● 주관절(팔꿈치) 외측상과염(Lateral Epicondylitis of elbow)

대게 테니스 엘보(tennis elbow)라고 알려져 있는 질환이다. 테니스 운동할 때 백 스트로크하는 경우 이 운동 역시 상당한 실력자라도 항상 테니스 라켓 정중앙 스퀘어 존으로 공을 치기가 쉽지 않다. 정중앙에 맞히지 못하면 팔꿈치에 전달되는 충격이 증가하게 되고 스트록이 강할수록 전달되는 충격은 강해진다. 오랜 기간 테니스를 즐기는 사람들 중에 고질적으로 팔꿈치 외측부위의 염증 소견으로 병원을 찾는 경우가 많다.

테니스 엘보는 손목을 신전시킬 때 근육이 수축하는 신전 근육군이 팔꿈치 외측부 뼈에 부착되는 힘줄의 염증이다.

일상에서 항상 사용해야 하는 관절 부위의 염증성 질환은 잘 치료되지 않는 경향이 있다. 관절을 계속 사용하면서 염증을 치료하기가 그만큼 어렵다는 것이다.

필자의 경우도 임상 현장에서 실제로 치료를 하다 보면, 팔꿈치는 항상 사용하는 관절이다 보니 내, 외측 상과염은 재발이 잦아 고생하는 분들이 상당히 많은 것을 알 수 있다.

그러나, 완치되는 방법도 골프 엘보와 동일하다. 통증이 있으면 약물치료를 병행하더라도 운동처방 받은 후 근력운동을 시작하는 것이 좋다. 근력운동을 하다 보면 어느새 증세가 호전되어 완치되어 가고 있는 것을 느낄 것이다.

무조건 전문가의 조언대로 따라하기를 바란다.

운동하자. 근력운동도 꼭 병행하자.

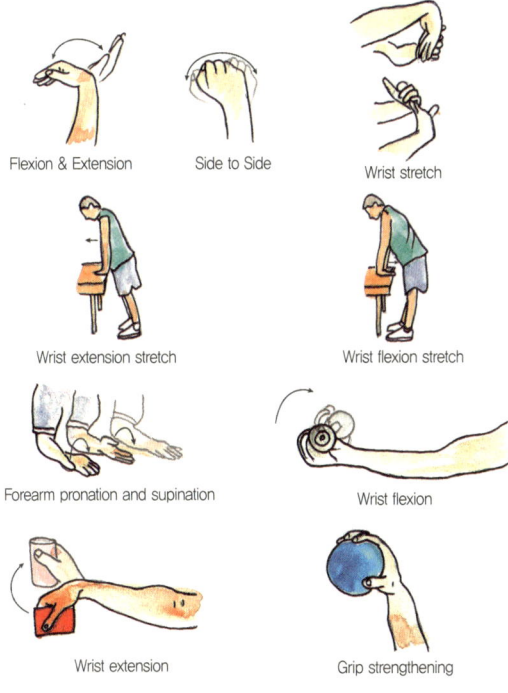

○ 우측 팔꿈치 내외 측 상과염이 동시에 온 사례를 소개하겠다.

나이 53세, 남자, 직업은 사무직, 취미는 골프와 테니스인데 전형적으로 골프 엘보와 테니스 엘보가 동시에 발병되어 고생하고 있는 환자가 내원하였다. 운동 동호회 회원들과 운동이 끝난 후 거의 매번 늦게까지 술을 마시는 습관이 있다 한다.

내외측 상과염이 동시에 오는 경우는 흔하지는 않지만, 이 환자의 경우는 우측 내외측 상과염으로 일상생활을 겨우 할 정도로 통증에 시달리고 있었다. 지금까지 통증이 발생하면 흔히 뼈주사라고 하는 스테로이드 주사를 필요시마다 맞았고 병원을 여러 군데 바꾸어 다니면서 손쉽게 스테로이드 주사를 처방받았던 것이다. 스테로이드 주사가 염증 치료에는 상당히 효과적이지만 주사 치료 간격을 충분히 하지 않으면 불가피하게 부작용이 생기고 스테로이드 치료 효과가 점차적으로 감소해 치료 기간도 짧아진다.

검사 결과 스테로이드 주사로 인해 관절 주변이 수술을 해야 할 정도로 좋지 않았다. 수술할지 운동처방을 받을 것인지 환자와 여러 차례 상담하였고, 일단은 운동처방을 받아서 진행하기로 결정한 환자이다. 만약 운동으로 더 이상 호전되지 않으면 그때 수술을 하는 것으로 하고 가벼운 운동강도로 시작하여 운동 이후 약물로 통증 치료를 병행하고 가벼운 물리치료도 병행하면서 운동강도를 2달에 5% 정도로 올리는 것으로 진행하였다.

수술은 받지 않겠다는 본인의 의지가 강했기에 운동을 꾸준하게 할 수 있었다. 1년 정도 지나면서 운동강도를 중고강도로 올릴 수 있었고, 요즘은 가끔씩 골프도 즐기고 있다. 지금도 꾸준하게 근력운동을 잘하고 있기 때문에 조만간 테니스도 다시 도전할 것이라 한다.

필자는 가급적이면 운동 이후 과도한 음주는 하지 않도록 지도하고 있다.

@리틀 리그 엘보(Little League Elbow/유소년 팔꿈치 내측 골단골염)

리틀 리그 엘보는 9~15세 정도 사이의 야구 투수들에게 흔하게 발생하는 질환으로 머리 위로 손을 올리는 동작(오버헤드)을 하는 스포츠에서 많이 발생하게 되는데,

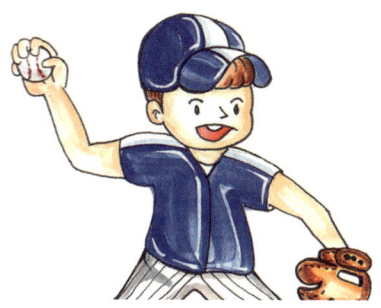

반복적으로 공을 던지는 유소년에서 공을 던질 때 팔꿈치 내측 성장판 부위에 과도한 스트레스가 가해져 성장판이 약해지고 갈라져 성장판에 붙어있는 골단이 분리되고 염증이 생기는 질환이다. 성인의 골프 엘보와 위치가 같다.

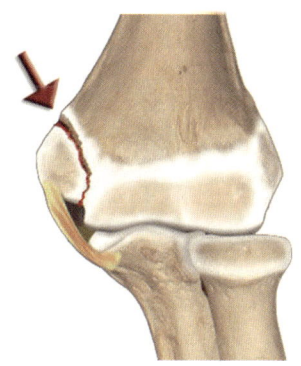

대한견주관절의학회 참조

가장 흔한 증상은 팔꿈치 안쪽의 통증이다. 갑자기 공을 강하게 던지고 난 직후나 시즌 중 점점 악화되어 붓고, 작열감 등도 올 수 있다.

이런 증상이 발생할 경우 일단 공던지기를 멈추고 냉찜질을 하거나 때에 따라서 약물치료도 병행해야 한다.

특히, 성장기에 있는 유소년이기 때문에 병원에서 성장판 손상 유무 검사를 하도록 권한다.

이를 예방하기 위해서는 성장 과정의 선수 시절부터 구체적인 투구 횟수 제한 및 주관절 활동 시기의 변화구 제한 등의 선수 보호를 위한 제도적 확립이 필요하다. 그리고, 정기적인 검진 및 주관절 골 병변에 대한 올바른 인식을 갖게 하는 홍보 및 교육이 필요하다.

◯ 유소년 야구 투수의 사례를 소개하겠다.

나이 13세, 초등학교 6학년 야구선수, 포지션은 투수겸 4번 타자, 남자이다. 운동으로 다져진 다부진 체격이었다. 초등학교 6학년이다 보니 팀에서 중심적인 역할을 해야 하고 특기생으로 중학교 진학을 앞두고 있어서 운동량이 많았던 것 같다. 투수이기도 하고 팀의 중심타자이다 보니 배팅연습량과 투구 수가 많아 주관절에 무리가 된 것 같다. 통증이 심해 내원하였다.

검사 소견상에 성장판이 반대편 주관절과 비교하여 유의미하게 벌어져 있고, 부종도 있고 압통이 심하였다. 팀 감독과 상의하여 투구 수를 조절하고 관리 방법에 대하여 피드백하기로 하고 약물치료를 병행해 주었는데, 큰 문제 없이 특기생으로 중학교 야구부에 진학을 하였다.

이번 사례는 성장기에 있는 아이들에게 특정 부위에 과도한 운동량이 문제가 된 경우인데, 일반인들도 마찬가지이다. 충분한 휴식 없이 특정 부위에 과도하게 운동하는 것은 오히려 건강에 좋지 않다.

@퇴행성 슬(무릎)관절증(Degenerative Knee Osteoarthritis)의 운동

퇴행성 슬관절염은 관절연골이 닳아 없어지면서 슬관절에 퇴행성 변화가 나타나는 질환이다. 일차적으로 관절연골의 퇴행성 변화가 나타난다. 병이 진행되면 뼈가 굳어지고, 관절 주변에 골의 과잉 형성, 관절의 변형 등이 발생할 수 있다.

가장 흔한 증상은 무릎 통증인데 초기에는 많이 걸을 때만 통증과 부기가 나타났다기 충분히 쉬면 사라지게 된다. 점차적으로 악화하면 가만히 있을 때도 통증이 나타나고, 춥거나 습기가 많은 날에는 통증이 심해지며 운동 시 피로를 쉽게 느끼게 된다.

가만히 있어도 통증이 사라지지 않을 정도가 되면 인공관절 수술을 해야 하는 질병이다. 수술까지 하는 경우가 생기지 않도록 예방하려면 무릎을 둘러싸고 있는 주변 근육을 튼튼하게 만들어야 한다.

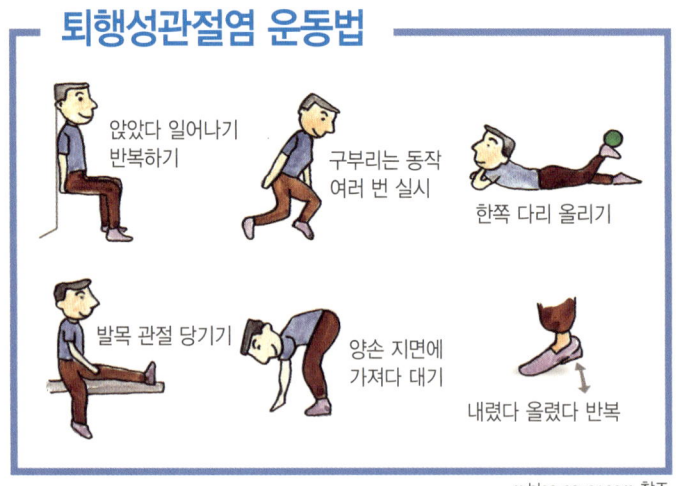

m.blog.naver.com 참조

　허벅지 근육(대퇴사두근과 햄스트링근육)이 튼튼할수록 무릎관절은 안정감이 생기고 관절의 손상이 적어진다.

　홈트레이닝으로 인기 많은 스쿼트 자세를 배워 보도록 해보자. 모든 운동이 그러하듯이 자세가 가장 중요하기 때문에 반드시 전문가의 조언을 받는 것이 좋다. 자세가 틀어지면 잘못된 스쿼트 동작 하나만으로도 오히려 무릎관절에 악영향을 끼칠 수 있다. 독자분들께서는 건강 증진을 위하여 운동에 과감하게 투자하시라.

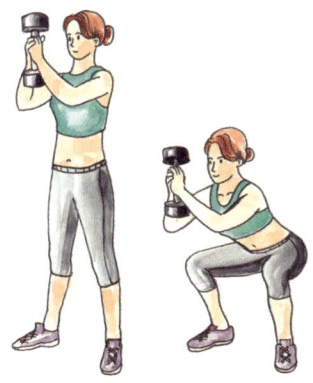

그리고 햄스트링 근육군을 강화하기 위해 레그컬 동작도 같이 배워 보자.

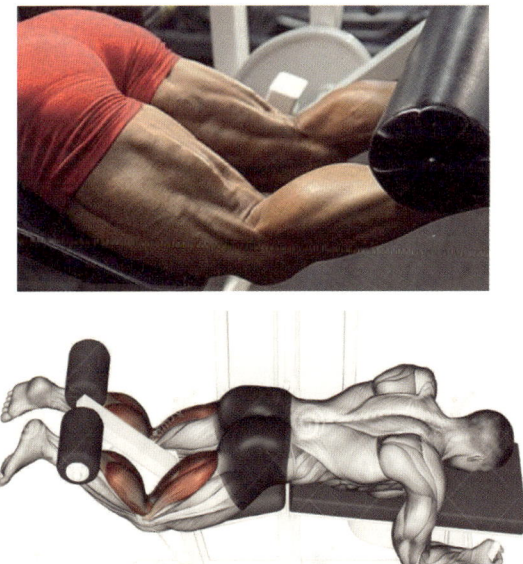

m.blog.naver.com 참조

대표적인 하체 근육이 대퇴사두근과 햄스트링인데, 햄스트링이 대퇴사두근에 비해 약한 편이고 근육량도 적기 때문에 더욱 충분한 자극을 주어 근육의 밸런스를 맞추어 놓아야 한다.

무릎을 둘러싸고 있는 근육과 인대 힘줄이 강해야 무릎관절을 건강하게 유지 할 수 있다는 것을 명심하시라.

◐ 사례 소개

필자도 한때 마라톤에 푹 빠져있을 때 진료했던 환자 중 마라톤에 대한 집념이 아주 강한 분이고, 자기관리에 철저하였던 은퇴 선생님의 사례를 소개하겠다. 나이 67세, 남자, 고등학교 교장 선생님으로 은퇴하신 남자분이다.

주 증상은 슬관절 골관절염으로 평지를 걸을 때는 크게 불편하지 않으나 계단을 내려올 때 통증이 있었다. 흔히 슬관절 골관절염을 Kellgren-Lawrence 분류에 따라서 stage Ⅰ, Ⅱ, Ⅲ, Ⅳ 단계로 분류한다. 이 환자분은 stage Ⅰ에서 stage Ⅱ 상태로 진행되고 있는 경우였는데, 학교 은퇴 이후 달리기를 시작한 지 1년 남짓 되었는데, 속도를 내면 통증이 생긴다고 한다. 본인은 반드시 마라톤 풀코스를 뛰어보고 싶어 하고 마라톤이 너무 좋다고 한다. 도와주고 싶었다. 하지만 풀코스 완주가 쉬운 것이 절대 아니란 것을 충분히 설명하였고 목표연습량도 상당히 많아야 한다는 것에 대하여 여러 차례 의견을 나누었다.

환자의 집념이 아주 강하다는 것을 알았기 때문에 필자가 도와주면 가능할 수도 있겠다는 생각도 들었기에 도와주기로 마음먹고 운동처방 계획을 같이 의논하고 피드백을 해주었다. 주간, 월간계획을 세우고 달리는 시간과 근력운동 목표를 정해 주었고 꾸준히 상담도 진행했다. 매번 정해진 목표를 90% 이상 성취를 해내는 강한 의지력으로 결국은 춘천마라톤 대회에서 풀코스를 완주했다. 대회 제한 시간을 비록 넘겨 완주했지만, 자신과의 싸움에서 이긴 것이다.

연습하는 동안 스피드 훈련은 하지 말라고 권고하였고 지구력 훈련과 근력운동 계획을 꾸준히 만들어 주었다. 처음부터 이런 무릎 상태로는 마라톤 풀코스 도전은 무리라고 수없이 말렸지만, 그의 너무나 강한 의지 때문에 도와주기로 마음먹고 같이 노력한 결과인데, 아무튼 운동은 특별한 것이 있다고 생각한다. 지금은 근력운동 위주로 바꾸었고 파워워킹을 열심히 하고 있다.

@ 오스굿씨(Osgood-Schlatt) 병과 운동

오스굿씨 병(Osgood-Schlatter disease)이란 슬개골과 다리뼈(대퇴골, 경골)을 연결하는 인대 중 무릎 아래 튀어나온 부분과 연결된 부분에 염증이 생기고 통증이 주 증상이고 활동성이 많은 유소년 시절에 잘 생긴다.

무릎의 과잉사용 후 생기는 증후군 중 하나로 여자 아이들과 비교해 활동성이 높은 남자 아이들에게서 비교적 많이 나타나는데, 오스굿-슐레터 병이라고도 불린다.

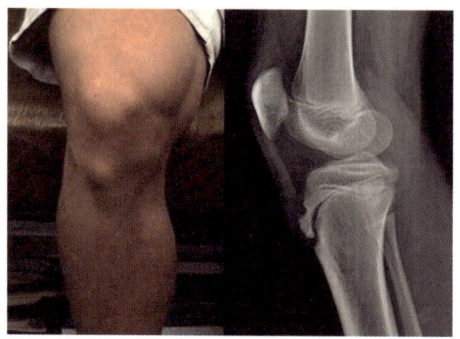

m.blog.naver.com 참조

무릎의 통증을 방치할 때 통증이 점차 심해져 극단적인 경우에는 성장 장애까지 초래할 수도 있다.

오스굿씨 병의 증상이 성장통과 비슷하기 때문에 병을 방치하는 경우가 발생하지 않도록 주의해야 한다.

유소년 축구 선수들 중에 흔히 볼 수 있는 병인데, 통증이 매우 심하면 운동을 쉬는 것이 좋고 약물 치료를 병행해야 한다.

⊙ 오스굿씨 병으로 진료후 운동처방 사례이다.

중학교 1학년, 남자, 키 178cm, 축구선수, 우측 무릎 통증으로 내원하였다. 진료실로 들어올 때 걸음걸이도 아주 불편해 보일 정도로 통증이 심해 보였다. 지금도 키가 계속 성장하고 있다고 하고 중학교 1학년인데도 팀에서 주전을 차지하고 있는 유망주 선수였다.

검사상 반대편 무릎과 비교하여 성장판이 많이 벌어져 있었다. 팀에서 기대주이다 보니 감독의 걱정이 보통이 아니다. 감독과 운동량에 대하여 지속적으로 피드백하며, 운동 시 보조장치 사용과 운동 이후 관리 방법에 대하여도 의논하였고, 약물치료도 병행해 주었다. 운동 이후 충분한 휴식이 누구에게나 필요하다. 그러나, 운동선수이고 기대주라는 위치 때문에 충분한 휴식을 가질 수 없는 상황이 이런 통증을 만든 원인이다. 누구나 운동량과 회복 시간만 잘 조절하면 큰 문제는 생기지 않는다.

@ 피로골절(Fatigue Fracture / March Fracture)

지속적으로 무리하게 반복되는 운동 부하가 집중되면 골절이 생길 수 있다. 대게 골절이라면 외상성 충격에 의해 생기는 것으로 알고 있다. 그러나, '가랑비에 옷 젖는다'라는 말이 있듯이 반복되는 운동 충격에 의하여 골절도 생기는데, 군인들이 장거리 행군을 반복하다 보면 골절이 생긴다 하여 행군골절(March Fracture)이라고도 한다. 이러한 사실 만으로 보더라도 운동과 휴식의 밸런스가 무너지면 골절까지도 발생되기 때문에 자신에 맞는 적당한 운동량을 찾아서 처방받는 것이 운동처방의 핵심이다.

◐ 피로골절의 사례이다.

나이 23세, 여자, 직업은 실업팀 배구 선수, 주증상은 좌측 하지 경골부 통증으로 내원하였다.

검사상 좌측 경골부 피로골절이 있었고 통증은 심하지 않다고 한다. 실업 팀 내 주전 선수이다 보니 이번 사례도 운동량과 휴식의 밸런스가 무너져 생긴 골절이었다. 경골 부위 약 1/3 정도에 골절선이 선명하였고, 이미 환자 본인도 피로골절을 인지하고 있었다. 일반인이라면 충분히 휴식하면 수개월 내에 회복될 수 있는데, 운동이 직업이다 보니 그동안 쉬지를 못하고 계속 시합을 뛴 것이다. 피로골절이 있다 보니 더 이상 최고의 기량을 발휘할 수 없게 되자 치료를 위해 내원한 것이다.

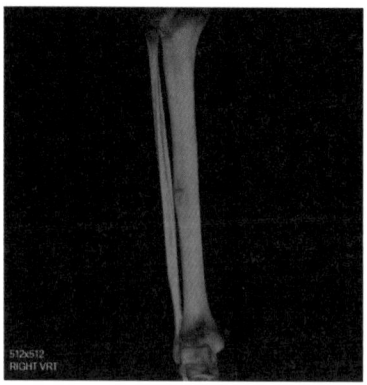

구글-PIXTA 사이트 참조

무조건 휴식이 선행되어야 하기에 감독과 상의하여 당분단 시합 출전은 않기로 하고, 피드백을 계속하여 완치된 사례인데, 조금만 더 방치되었다면 전성기 나이에 선수 생활을 그만두었을지도 모를 일이다. 인체에서 미리 사전에 보내주는 시그널을 절대 방치하면 안 된다.

@ 보행 분석(Gait Analysis)

인간은 태어나서 죽는 순간까지 타인의 도움 없이 잘 걷고 싶어 한다. 대부분의 사람들은 걷기는 누구나 손쉽게 할 수 있는 운동이라고 생각하고 있을 것이다.

우리나라는 바다를 끼고 있는 동서 최남단 해남 땅끝마을과 부산 남구 오륙도에서 최북단 경기도, 강원도 끝까지 올레길을 각 지자체에서 경쟁적으로 만들어 두었다. 수려하고 빼어난 자연경관을 즐기며 걷기 좋은 장소는 넘쳐난다.

기능성 옷과 트레킹화 역시 종류가 정말 다양하게 출시되고 있기 때문에 기호에 맞추어 얼마든지 손쉽게 구매할 수 있는 훌륭한 제품들도 아주 많이 나와 있다.

등산은 어떠한가?
역시 보행을 위주로 하는 운동이다.
일반 올레길 걷는 것은 밋밋하기도 하고 운동량이 부족하다고 느끼는 사람들은 업다운이 있는 등산을 취미로 하는 등산 동호회도 많아졌다. 특히, 꽃 피는 봄에 산으로 가보면 등산하는 사람들로 말 그대로 인산인해를 이루고 있을 정도이다. 등산애호가들이 예전에 비해서 정말 많아졌다.

우리나라는 국토면적의 70%가 산으로 돼 있어 국민 대다수가 집집마다 앞산 하나 정도씩은 갖고 있을 정도이다.

운동할 수 있는 인프라는 전국에 너무 많다. 하물며 등산하다 보면 산중인데도 불구하고 들어가서 앉으면 음악이 흘러나오는 호텔급 화장실부터, 산 정상에서 근력운동을 할 수 있도록 운동장비들이 즐비하게 설치되어 있는 산스장(요즘 젊은이들이 산에 있는 헬스장을 일컫는 말이다.)도 곳곳에 있다.

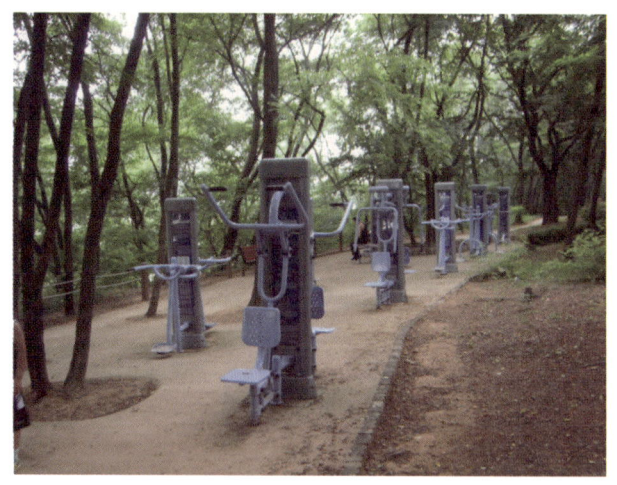

게다가, 자전거 전용도로를 이용하여 전국을 일주할 수 있게 되어 있는가 하면, 각 지자체 주요 관공서 광장까지도 운동장비가 설치되어 있는 나라이다. 이뿐인가? 각 지자체마다 일반 사설 운동센터와는 시설 면에서 비교 불가할 정도의 훌륭한 시설(수영장, 웨이트트레이닝장, 배드민턴, 테니스장, 빙상장 등등 너무 다양한 종목까지 갖추고 있어서 열거할 수 없을 정도의 시설이다)이 잘 갖추어진 국민체육 센터가 각 지역 구별로 거의 대부분 있다. 노인이 많은 시골 지자체에서는 여름날 선선한 저녁에 운동할 수 있도록 야간 조명판이 켜져 있고 자동 스프링클러로 규칙적으로 물까지 뿌려지도록 돼 있는 천연 잔디 게이트볼장을 설치한 지자체도 있다. 정말 깜짝 놀랄 정도로 전 국민이 운동할 수 있도록 이미 인프라는 전국에 넘쳐난다.

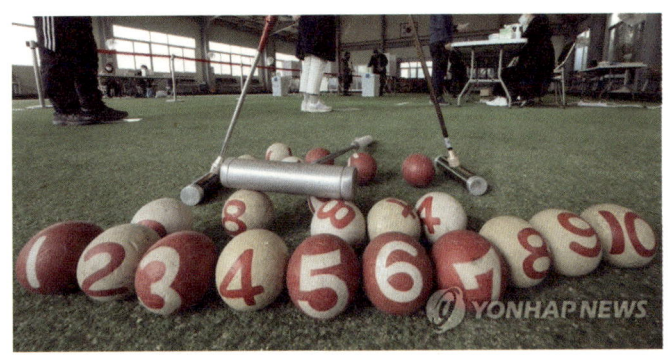

이토록 곳곳에 운동할 수 있는 시설이 만들어져 있는데도 불구하고 규칙적으로 중고강도 운동 습관을 지닌 사람은 채 10% 정도가 안된다는 통계가 있으니 답답할 따름이다

다시 본론으로 돌아가서 보행 분석 관련한 설명으로 넘어가자. 보행이 제대로 되지 않으면 발바닥부터 시작하여 발목, 무릎, 고관절, 골반, 척추로 연결된 각 관절에 잘못된 힘이 집중되어 누적 피로가 쌓이게 되고 각종 운동 부상으로 연결된다.
잘못된 걷기 습관이 당연히 잘못된 뛰는 습관으로 연결될 것이다. 뛸 때는 걸을 때보다 3배, 내리막의 경우는 6배까지 체중부하가 걸리게 된다. 이런 엄청난 체중부하를 효과적으로 분산시키기 위해 걷는 방법을 알아두면 운동 부상을 예방하는 데 상당히 도움이 된다.

올바른 보행 방법을 알고 걸으면 훨씬 먼 거리, 훨씬 높은 산을 부상 없이 즐길 수 있다.

그래서 제대로 걷는 방법을 제시할 테니 실천하시라.

보행을 할 수 없는 장애가 있는 분은 별론으로 하더라도, 누구나 걷고 있지만, 평소 보행에 관심을 두고 있는 극소수의 사람을 제외하면 대부분 걷는 방법에 대하여 제대로 모를뿐더러 관심도 없다.

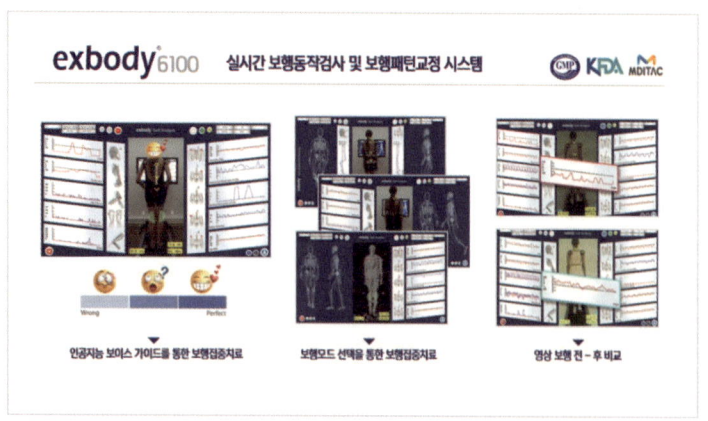

보행만 제대로 하더라도 운동의 효과를 높이고 부상을 상당 부

분 줄여 낼 수 있다. 일반적으로 보행 시, 발바닥이 처음 바닥에 접지할 때(Heel strike) 뒤꿈치 부분에 20%의 힘을 사용하고 발바닥 전체가 닿아있는 상태(Foot flat and Midstance)는 40%의 힘, 마지막 과정인 뒤꿈치가 떨어지고(heel off) 발가락 끝부분(tip toe)까지 체중이 전달되면서 지면에서 발가락끝이 떨어지는(Toe off) 과정까지 40%의 힘을 사용한다.

 발뒤꿈치에서부터 발가락 끝, 특히 엄지발가락과 2번째 발가락 방향으로 무릎이 향하고 발끝을 힘차게 밀어주면서 걸어보면 보폭도 길어지면서 골반의 움직임도 느껴질 것이다. 같은 힘으로 훨씬 먼 거리를 이동할 수 있을 것이다. 발끝으로 밀어주는 습관을 들이면 골반의 자연스러운 움직임도 느껴지고 요추부로 전달되는 힘까지도 분산될 것이다. 허리가 편해지는 것을 느껴야 보행의 완성이다.

 오래 걷다 보면 허리가 아파져 오는 것을 여러분들로 이미 경험 했을 것이다. 보행을 제대로 하면 자연스럽게 체중부하가 분산되고 동일한 힘으로 무리 없이 쉽게 먼 거리를 아주 멋진 보행 자세로 걸을 수 있다. 바른 자세로 걷기만 해도 근골격계 질환을 예방하는데 상당한 효과가 있으니 당장 지금 관심을 가져보자.
 현장에서 보행 교육을 받으면 쉽게 이해되겠지만 글로써 여러분들과 만나다 보니 여러 가지로 설명이 어려운 부분은 있지만, 꼼꼼히 읽어 보시라.

필자는 (주)엑스바디 회사의 체형 보행 분석 장비를 이용하여 보행이 허리질환에 미치는 영향에 관하여 연구를 진행했던 적이 있는데, 상당히 유의미한 결과가 나왔었다.

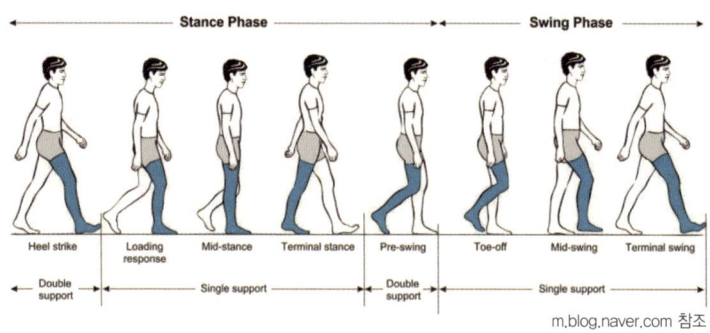

m.blog.naver.com 참조

20명의 보행 훈련 대상자를 모집하여 보행 분석, 체형분석(머리 회전 각도, 머리 좌우 균형, 머리 전방 기울기, 어깨 좌우 균형, 골반 좌우 균형, 골반 회전각, 골반 전방 경사각 등), 각종 엑스레이 검사 및 기초체력 테스트를 진행한 뒤 이론 교육을 해주었고 주의할 점에 대하여 개별 면담을 진행하고 9개월간의 보행 교정을 진행하였다. 수시로 면담과 재교육을 통하여 과정을 면밀히 평가하였다. 보행 대상자 중 7명은 여러 가지 이유로 탈락되고 최종 13명의 대상자만 다시 보행 분석, 체형분석, 엑스레이 검사 및 기초체력 테스트를 진행하여 최종 평가하였다.

아주 의미 있는 결과가 나왔는데 참여자 13명 모두 골반의 전방 경사각이 호전되었고 평소에 허리통증이 가끔씩 있었지만 보행 훈련 기간 동안 허리통증은 없었다고 한다. 골반의 전방 경사각이 호전된다는 것은 요추부의 전만경사가 좋아진다는 것이다. 요추부 전만증은 허리통증과 밀접한 관련이 있다는 것은 이미 설명되었다.

참여자 모두 만족한 결과를 얻었고, 향후에는 더 많은 참여자를 대상으로 제대로 연구를 진행하고 싶다. 환자들을 포함한 전 국민이 더욱 건강한 삶을 영위할 수 있도록 정책적 관심과 연구 지원이 절실한 상황이다.

@ 발(Foot)과 발목(Ankle) 관절 질환과 운동

발과 발목 질환의 종류에는 무지외반증, 족저근막염, 발목 연골 손상, 발목 인대 손상, 발목 관절염, 발목 퇴행성 관절염 등의 다양한 질환이 있다. 우리의 몸 관절 중에서 가장 체중부하를 많이 받고 있으나 다른 관절만큼 중요하게 생각하지 않는 듯하다. 실제로는 그렇지 않다. 체중 하중을 가장 많이 지탱하고 있는 관절이기 때문에 문제가 생기면 완치시키기가 상당히 어려운 관절이다. 달리 표현하자면 중요하지만 무시당하는 관절이지 않나 하는 생각이 든다.

운동 방법으로는 수건을 이용한 장딴지 근육 늘리기, 서서 장딴지 근육 늘리기 스트레칭, 발등 굽힘 운동(나중에는 탄력 밴드를 사용하여 부하를 느끼게 할 수도 있다.), 수동적 관절 가동 범위 운동, 탄력밴드 이용한 운동 등으로 다양한 방법들이 있으니 무조건 실천하자.

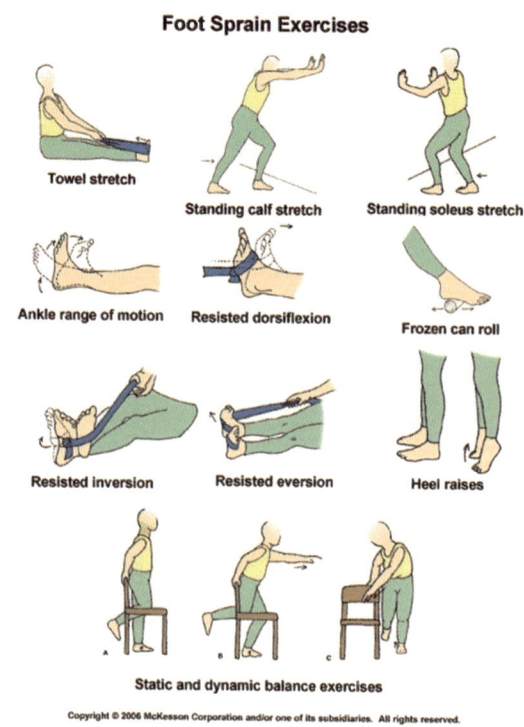

@발, 발목 정렬(Foot alignment)과 족궁(Foot arch)

거리에서 유난히 걸음걸이가 바르고 예쁜 사람을 가끔 보기도 하지만 대부분의 사람들은 아무렇게나 그냥 걷는다.

다들 걸음걸이에 대해 별로 신경을 쓰지 않는 눈치다. 그러나 실상은 매우 중요한 것이라는 것을 이 책을 읽는 독자들은 바로 알게 될 것이다. 발바닥과 발목으로 이어지는 아치와 정렬선이 어떤 의미를 갖는지 알게되면 교정하기 위해 노력할 것이다. 우리가 알고 있는 까치발, 평발에 관해 설명하겠다.

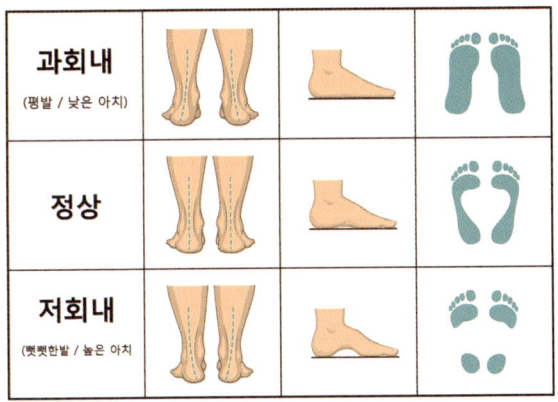

post.naver.com 참조

요즘은 그렇지 않지만, 옛날에는 평발(flat foot)인 사람은 군 면제되던 시절이 있었다.

왜냐하면, 장거리 행군 훈련을 하기에 상당히 불편한 발 모양이기 때문이다. 8자 걸음걸이의 모양을 상상해 보자. 발끝이 바깥 방향으로 벌어지고 바깥쪽으로 발목이 꺾이면서 장거리 이동할 때, 발바닥뿐만이 아니라 발목의 피로감이 더해지는 형태가 된다. 8자 걸음으로 걷는 사람의 대부분이 단거리 달리기에는 부적합하다.

요족(hollow foot)이라는 하이아치 형태의 발은 발목이 안쪽으로 꺾여있고 발끝이 안쪽으로 모이는 오목발의 형태이기 때문에 매끈하지 않은 길을 걷다 보면 유난히 발목이 자주 젖혀지게 된다. 장거리 이동할 때 당연히 발목 피로감이 심해지고 발목 손상이 잦은 발의 모양이다.

요족이던, 평발이던 반듯한 정상 발 모양으로 보행하기 위해서 운동을 하자는 것이다. 경우에 따라서는 교정기를 사용하여 보정해주기도 한다.

⬢ 요족으로 운동 치료한 사례이다.

나이 36세, 남자, 키 172cm, 체중 70kg, 평범한 체형이고 직업은 컴퓨터 프로그래머, 우측 발목을 다치는 빈도가 너무 잦아서 내원한 사례이다.

매우 내성적인 성격이고 직장 퇴근 후, 혼자 있는 시간이 많고 다른 사람들과 어울리는 것을 별로 선호하지 않아 운동보다는 주로 컴퓨터 작업을 많이 한다. 반대측 발목보다 우측 발목 인대가 늘어나 있었고 통증이 있었다. 조금만 방심하면 우측 발목이 외측으로 젖혀져 삐게 되고 통증이 생기고 부종이 자주 발생된다.

그때마다 병원에서 약 처방받고 물리치료 받았다. 방사선 검사상 큰 문제는 없었으나, 우측 발목관절이 느슨한 감이 있었다. 보행 검사와 발목정렬(Foot and Ankle allignment)과 족궁(Foot Arch) 검사를 하였는데, 예상대로 아치가 높은 요족이었다. 요족이 있으면 한번 발목을 삐게 되면 재발이 잘된다. 한 번도 근력운동 해본 경험이 없어, 개인 트레이너에게 도움 받기로 하고 6개월 정도 점진적으로 근력운동 위주의 운동처방을 해주었고, 발목을 받쳐주는 신발로 교체하고 경과 관찰하였다.

본인이 조심을 한 것도 있겠으나, 운동 시작 이후 한 번도 발목을 다치지 않았다. 관절은 근육, 인대, 힘줄로 지탱하기 때문에 오랫동안 건강한 관절을 갖고 싶다면 반드시 근력운동 습관을 들여야 한다.

@ 족저근막염(Planta fascitis)

발바닥 전체를 잡아주고 지지해주는 근막이 족저근막이다.

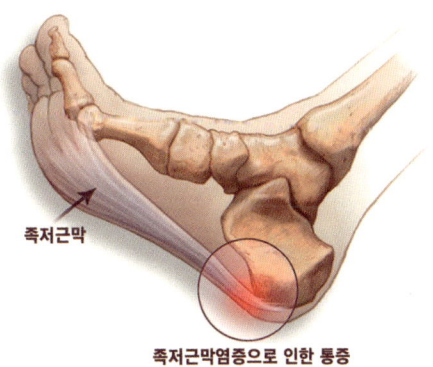

대한족부족관절학회 참조

여러분들도 장거리를 걷고 나면 발바닥이 매우 아팠던 경험이

한 번쯤은 있을 것이다. 체중을 오롯이 지탱하면서 버텨주는 것이 발바닥이다. 그 발바닥을 지탱해주는 것이 족저근이고 그 막이 족저근막이다. 이 족저근막에 염증이 오면 치료가 잘되지 않아 애를 먹는 경우가 많다.

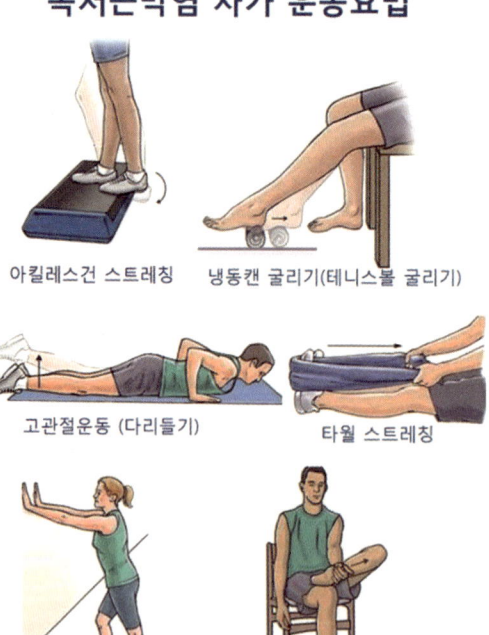

족저근막염은 신발이 불편할수록, 체중이 많이 나갈수록, 장시간 서 있는 사람일수록 발생빈도가 높다. 따라서 적절한 신발로

교체하는 것과 체중을 조절하여 주는 것도 좋은 방법이다. 그러나 결국은 보행 분석을 통한 운동 교정이 최선이다.

필자도 진료 현장에서 마라톤 동호회 회원들을 많이 치료했던 경험이 있는데, 장시간 뛰는 마라톤의 경우에는 흔하게 발생하는 운동 손상 중에 족저근막염이 있다. 잘못된 운동 습관으로 발생하며 한번 발병되면 운동을 쉬면서 치료해도 완치가 잘되지 않는 질환이 족저근막염이다. 예방적으로 발바닥 스트레칭하는 방법도 알아두는 것이 좋겠다.

◐ 이번에는 운동 손상을 당한 필자의 사례를 들어보겠다.

필자는 100km 울트라 마라톤(제한 시간 15시간)을 준비하면서 족저근막염으로 고생을 많이 했던 기억이 지금도 생생하게 남아있다.

필자의 발 모양은 하이아치인 요족이다. 이미 설명하였듯이 요족이나 평발이 오래 달리는 것에 불리할 수밖에 없는 구조이다. 때문에 마라톤을 시작하고 난 뒤부터 나를 지독하게 괴롭혔던 병이 족저근막염이었다.

마라톤에 푹 빠져있던 때에는 아침에 일어나서 첫발을 디딜 때가 제일 고통스러웠고, 충분한 스트레칭을 하지 않으면 아파서 걸을 수가 없을 정도였다. 그렇게 통증이 있으면서도 달리는 것이 너무 좋아 달리기를 멈추지 않았다.

지금은 마라톤, 철인 3종과 같은 운동을 줄이고 근력운동 위주로 운동 패턴을 바꾸고 발바닥의 아치 교정을 시작하고 난 뒤부터는 아침에 일어나서 첫발을 내딛는 고통으로부터 해방되었다.

발바닥 아치 교정도 체형 보행 장비회사의 (주)엑스바디에서 제조된 맞춤형 인솔을 사용하여 단계적으로 교정한 결과였고 지금도 교정기를 신발에 넣고 다닌다.

현재는 완치되었기에 아무런 문제가 없다. 오랫동안 괴롭혀온 족저근막염은 필자의 유별난 마라톤 사랑 때문에 생긴 운동 손상이었다.

@혈우병(Hemophilia) 환자의 운동 관리

의사 생활하면서 혈우병 환자만을 위한 진료의 기회는 거의 없었다. 최근 한국 혈우병 재단에서 일할 기회가 생겨 혈우병 환자들도 할 수 있는 운동에 대해서 고민하게 되었다. 혈우병으로 고생하는 환자들에게 혈우병 관리에 반드시 도움이 될 것으로 생각되는 운동을 소개하겠다.

혈우병이라는 질환은 유전성 질환이고, 전국적으로 환자 수가 많지 않다 보니 일반 병·의원에서 진료하기에는 여러 가지 면에서 현실적으로 어려움이 많은 질환이다. 특화된 혈우병 재단에서 근무하지 않으면 혈우병 진료의 기회가 사실상 거의 없다.

혈우병이라는 것이 유전적인 원인에 의하여 혈액응고 인자 결핍 때문에 혈액 응고 장애가 생긴 것이 본질이다. 일반적으로 운동을 하면 근섬유의 미세한 파열로 출혈이 생길 수 있는데, 대부분은 근육이 뻐근하다는 느낌 정도이지만, 혈우병 환자들은 그렇지 않다. 미세한 출혈이 발생하여도 지혈이 안 되고 부어오르다 보니 운동과 멀어질 수밖에 없는 상황이다.

그러나, 혈우병 환자라고 해서 운동을 할 수 없다는 생각은 절대 해서는 안 된다. 일반인들처럼 자유롭게 운동할 수는 없지만, 단지 운동을 수행하는 것이 조금 더 조심스럽고 약간 불편한 것일 뿐이다. 고도비만으로 과체중이 되면 혈우병 관리에 더 취약해진다는 것을 명심하고 반드시 할 수 있는 운동을 찾아야 한다.

운동 종목을 선택하는데 다소 제한받을 수는 있지만, 필자는 혈우병 환자들도 할 수 있는 운동 방법을 찾아 주고 싶다. 그래서 더욱 활기찬 삶을 살도록 해주고 싶다.

혈우병의 출혈은 특정한 표적 관절에 출혈 빈도가 높으므로 우선적으로 스트레칭하는 습관을 들이자. 스트레칭 횟수는 무제한으로 수시로 틈만 나면 하기를 권한다. 매일 큰 무리 없이 할 수 있는 운동이 스트레칭이다. 또 다른 운동 팁을 하나 더 드리겠다. 운동을 하기 전에 관절과 근육을 보호해 줄 수 있는 자신의 몸에 적합한 소품들을 활용하기를 권한다.

요즘 출시되고 있는 소품들 중에 관절과 근육을 자연스럽게 압박해주고 지지해주는 것들이 많이 나와 있다. 실제로 키네시오 테이핑부터 컴프레스라는 압박 소재들을 활용하면 운동하는 데 훨씬 도움이 되고 충격에 의한 출혈 빈도가 낮아지고 출혈량도 줄어들 것이다.

또한, 부력을 활용한 운동을 우선 추천한다. 수영장에서 할 수 있는 운동 중에서 기호에 맞는 운동을 찾아보기를 권한다.

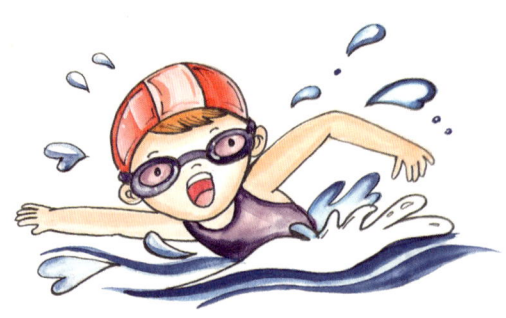

물론, 운동 전후에는 반드시 충분한 스트레칭하는 습관을 들여야 한다. 혈우병 환자들을 진료하다 보면 운동 부족으로 인한 과체중이 많은 것을 보고 한편으로는 이해도 되지만 정말 안타까웠다. 더 나은 혈우병 관리를 위해서 반드시 체중 감소해야 한다고 다시 한번 강조한다.

이 책의 앞부분에서 등척성 운동을 소개하였는데, 등척성 운동의 장점은 근육의 장력 변화가 없으므로 혈우병 환자들에게는 가장 적합한 운동이 될 것으로 생각한다. 대표적인 등척성 운동 중에 홈트레닝으로 가장 인기 있는 플랭크 운동도 해볼 수 있다. 다양한 등척성 운동은 전문가에게 조언을 구하면 되겠다.

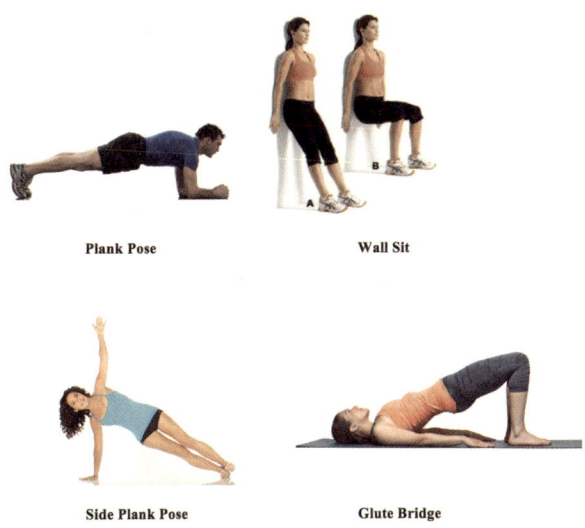

요가, 필라테스 등의 운동은 주로 유연성을 길러 주는 운동처럼 생각되지만, 근육을 지속적인 힘으로 자극을 주는 등척성 운동을 주로 하는 동작들도 많다.

@반드시 운동의 기초를 배워서 하자

운동 종목과 관계없이 운동을 처음 시작하는 분들은 기본을 반드시 배우시라 강력 권고한다. 왜냐하면 오랜 시간 잘못된 방법으로 운동을 하다 보면 운동의 효과도 떨어지고 운동 손상으로 인해 운동이 두려워지고 싫어지게 된다. 본인이 기본 지식 없이 운동을 잘못한 것은 모르고 운동 탓을 하는 사람을 너무도 많이 봤다.

대부분의 사람들이 "이 운동이 나하고는 안 맞더라"라는 이야기를 많이들 한다. 아마도 여러분들도 이런 이야기를 가끔 주변 지인들을 통해 들었을 것이다.

제대로 운동하는 사람들을 보면 멋있다.

여러분들도 운동을 제대로 하는 사람들을 보면 어떤 느낌이 들던가? 부럽기도 하고 멋있기도 하고 나도 배워서 저렇게 해보고 싶다고 생각했을 것이다.

각자의 다양한 느낌이 있을 것이다. 나도 저렇게 멋지게 운동하고 싶다는 느낌이 들었다면 일단은 성공이다. 여러분들이 이 책을 읽음으로 인해 운동을 시작하고 운동 습관을 지녔다면 대성공이다. 필자는 여러분들에게 조금이라도 더 도움이 되었으면 하는 바람으로 고단한 작업을 수없이 반복하였지만, 건강해야 하겠다는 마음가짐을 갖고 운동 습관을 지닌 분들이 있다면 출판하게 된 보람이라 할 수 있다.

긴병에 효자 없다. 여러분들 스스로 운동 습관을 들이지 못한 탓으로 애지중지 키워온 자식들을 의문의 불효자로 만들지 마시라. 끝으로, 운동 습관을 제대로 길러 멋있고 건강한 인생을 즐기게 되기를 희망한다.

3

맺음말

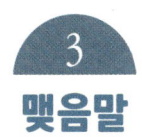

맺음말

나이가 들어가면서 가장 중요한 것이 건강이다. 건강한 음식으로 소식하고, 금연, 절주하지 않고는 절대 건강을 증진 시킬 수 없다. 가장 중요한 건강을 갖기 위해서는 절제 해야 한다. 다 가질 수는 없는 법이다.

이 책에서 꼭 전하고자 하는 메시지는 무조건 운동하자는 것이고 운동의 종류는 각자에게 맡기는 것으로 하겠다.

어떤 운동이 더 좋다고 말하려는 것이 아니고 각자의 취미에 맞고 같이 할 수 있는 사람이 있다면 더 좋다.

물론, 질환별로 추천하는 운동 종목은 있고 금지하는 운동도 있지만, 우선은 운동 습관을 갖는 것이 제일 중요하다.

단, 이 책에서 필자가 강조하는 것은 심폐기능 강화 운동도 해야 하지만, 근력운동을 반드시 일정 시간 배정하라는 것이 포인트이다.

필자도 어린 시절부터 여러 가지 운동을 해보았지만, 어리고 젊은 시절에는 지금처럼 근력운동 하는 것을 중요하게 생각하지도 않았고, 할 필요성을 못 느꼈던 것 같다.

근력운동이라면 보디빌더들이나 바디프로필을 남기고 싶은 사람들만의 운동으로 생각하는 사람들도 있을 것이다. 의사로서 진료 경험이 쌓여 가면서 점점 근력의 중요성에 대하여 실감하고 있다.

특히, 필자는 노인성 질환을 진료한 세월이 상당히 길었다.

30년 이상 의사 생활을 하면서 수많은 환자를 보았고 병이 들어 돌아가시는 분도 수없이 보아왔다.

필자를 운동중독증 환자라고 말하는 지인들도 있지만, 필자보다 훨씬 운동을 좋아하는 사람도 주변에 많다. 무조건 운동 습관 갖기를 진심으로 바란다.

운동의 장점은 너무도 많다. 그러한 장점을 이 책을 읽는 사람들과 공유하고픈 순수한 마음으로 이 책을 발행하게 되었다. 내세울 것 없는 내용으로 출판을 하려니 솔직히 부끄러운 마음도 든다. 그러나, 전 국민 모두에게 운동 습관을 갖게 하는 일에 조금이라도 도움이 된다면 부끄러움을 무릅쓰고라도 출판해야겠다는 책임감도 있다. 앞으로도 시간이 허락하는 한, 의학 스포츠 분야에 관심을 가지고 질병의 예방과 치료법이 될 만한 운동 방법을 더 심도 있게 연구하고 더 널리 공유하고자 한다.

앞으로 '백세 건강 행복 코리아'를 만들어 가는 여정에 아낌없는 행정적, 제도적 지원이 마련되기를 기대하며, 이 책이 무사히 출판될 수 있도록 도와준 많은 분들에게 감사를 드린다.

전 국민 필독서가
되어야 할 이유가 있는 책!

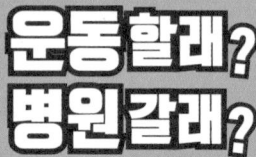

운동 마니아 의사가 전하는 질환별 운동 꿀팁!!!

초판 1쇄 발행일 | 2022년 10월 31일
초판 2쇄 발행일 | 2023년 3월 23일

지은이 | 나용승(필명 Dr. Scott)
펴낸이 | 최장락
펴낸곳 | 도서출판 두손컴
일러스트 | 배지윤
편집디자인 | 김귀숙
주   소 | 부산광역시 부산진구 부전로 35, 301호(부전동, 삼성빌딩)
전   화 | (051)805-8002 팩스 : (051)805-8045
이메일 | doosoncomm@daum.net
출판등록 제329-1997-13호

ⓒ 나용승, 2023
값 20,000원

ISBN 979-11-91263-55-8 03510

이 책은 저작권법에 따라 보호받는 저작물이므로 무단전재와 무단복제를 금지합니다.
저자와 협의에 의해 인지를 생략합니다.
잘못 만들어진 책은 바꾸어 드립니다.